临床中医治未病护理适宜技术操作手册

齐昌菊　赵春燕　主编

中医古籍出版社
Publishing House of Ancient Chinese Medical Books

图书在版编目(CIP)数据

临床中医治未病护理适宜技术操作手册 / 齐昌菊，赵春燕主编 .—北京：中医古籍出版社，2021.11
ISBN 978-7-5152-1807-6

Ⅰ . ①中… Ⅱ . ①齐… ②赵… Ⅲ . ①中医学—护理学—技术操作规程—手册 Ⅳ . ① R248-65

中国版本图书馆 CIP 数据核字(2021)第 076010 号

临床中医治未病护理适宜技术操作手册

齐昌菊　赵春燕　主编

责任编辑　郑　蓉
文字编辑　于　佳
封面设计　韩博玥
出版发行　中医古籍出版社
社　　址　北京市东城区东直门内南小街 16 号(100700)
电　　话　010-64089446(总编室)010-64002949(发行部)
网　　址　www. zhongyiguji. com. cn
印　　刷　北京市泰锐印刷有限责任公司
开　　本　850mm × 1168mm　1/32
印　　张　7.75
字　　数　167 千字
版　　次　2021 年 11 月第 1 版　2021 年 11 月第 1 次印刷
书　　号　ISBN 978-7-5152-1807-6
定　　价　30.00 元

编委会

前　言

中医历来高度重视护理，“三分治疗、七分护理”的理念，突出强调了护理在治疗疾病和维护健康中的重要作用。护理是中医药学的重要组成部分，在中医药理论的指导下，已经形成了独具特色的技术方法和服务流程。中医护理工作，是中医医院工作的重要内容，是体现中医药特色优势的重要方面。

中医护理技术已有两千多年的历史，拥有丰富的内涵和实用性，随着优质护理服务的深入开展，提升中医护理技术的可操作性、有效性和规范性，发挥中医特色优势护理势在必行。

本手册依据中华中医药学会发布的ZYYXH/T1.1-1.18-2006《中医护理常规技术操作规程》、国家中医药管理局《关于加强中医护理工作的意见》及《中医医院以“以病人为中心，发挥中医药特色优势提高中医临床疗效”为主题的持续改进活动方案》的要求，结合临床中医护理特色，将熏洗法、湿敷法、涂药法、中药保留灌肠、耳穴埋豆法、拔火罐法、刮痧法等临床常用中医护理技术操作及对喘证、咳嗽、肺胀、淋证、乳岩、肠痈等临床常见病症的中医护理方案，汇编成册。在继承传统中医护理技术的基础上，结合现代护理技术进行优化革新，紧密结合临床，重点突出中医护理技术操作的科学性、规范性，为临床实施开展中医护理做指引，发挥中医护理特色优势，体现中医护理临床效果。

目　录

第一章 总 论

第一节 概 述

中医护理学是祖国医学的重要组成部分，是以中医理论为指导，结合预防、保健、康复、医疗等技术，对患者及老、弱、幼、残加以照料，并施以独特的护理技术，以保障人民健康的一门应用学科。其内容十分丰富，包括中医护理的基础理论和护理技术。最早的记载可见于《黄帝内经》(以下简称《内经》)，书中指出必须精通经络学说，才能进行治疗及护理，其中记载的中医护理技术很多，如针灸、推拿、刮痧、敷贴、热熨等。中医护理经过长期的整理和总结，可分为基础护理和临床内、外、妇、儿、眼、耳鼻喉、推拿、针灸、肛肠、皮肤等各专科护理，及大量的预防、保健、养生、康复等方面的知识。

中医护理学同中医学一样有着悠久的历史，自从有了人类和疾病，就有了医和护，医护同源，所以护理实践与人类社会发展紧紧相连。护理学是人类祖先在自我防护本能的基础上，通过长期的抗病害斗争和劳动实践而逐渐发展起来的。自古就有“三分治、七分养”的说法，养即护，调养、调护，说明护理与中医、中药、针灸、推拿一样重要，是我国劳动人民长期以来与疾病斗争的经验总结，有其独特的护理理论和技术，是一门既古老又年轻的学科。

第二节　中医护理学的历史沿革

中医护理学同中医学一样，有着悠久的历史，中医护理学的发展经历了七个时期。

一、萌芽时期

人类在适应自然环境时，必然会遭到外界的伤害。为了保护自己，史前时期的人类学会了用草茎、泥土、树叶对伤口进行涂抹包扎，这是最早的外科包扎止血法；对四肢的跌仆损伤部位进行抚摸揉按，起到消肿散瘀止痛的作用，形成了最原始的按摩术；为了避免暴雨雷击及野兽的袭击，他们过着“六巢而居”的生活；为了防寒避邪，用兽皮或树皮作衣；他们定居下来后，通过对动、植物的长期观察和尝试，懂得了哪些动、植物食后可充饥或治病，哪些会致病或中毒等。《史记·补三皇本纪》谓：“神农氏以赭鞭鞭草木，始尝百草，始有医药。”《淮南子·修务训》谓：“神农尝百草之滋味，水泉之甘苦，令民知所避就。当此之时，一日而遇七十毒。”这时便出现了药物的内服、外敷及动物的内脏、骨骼、甲壳的运用。《史记·扁鹊仓公列传》和《五十二病方》分别记载了热熨和针刺，这些都是最早的中医护理技术之一。

二、基本形成时期

夏、商、周至春秋时期（公元前21世纪—前475年）。

这一时期是我国奴隶社会时期，随着经济思想及科学文化的发展，医药卫生也有了很大的变化。《诗经》指出“予发曲局，薄言归沐”“洒扫穹室”“洒扫庭内”等;《礼记》指出“鸡初鸣，咸盥漱”，还规定了“五日，则燂汤请浴，三日具沐”“头有疮则沐，身有疡则浴”。饮食护理方面，在周朝的医事制度中就有了食医,《周礼》中说:“食医掌和王之六食、六饮、六膳、百羞、百酱、八珍之齐。凡食齐视春时，羹齐视夏时，酱齐视秋时，饮齐视冬时。凡和，春多酸，夏多苦，秋多辛，冬多咸，调以滑甘。”

这一时期，人们已了解四时气候变化与疾病的关系，如《周礼》记载“春时有痟首疾、夏时有痒疥疾、秋时有疟寒疾、冬时有咳上气疾”，说明四季气候变化影响人体的健康，气候失常导致疾病的流行，提示人们要做好气象、起居等护理，顺应四时气候，避免疾病的发生。《周礼》中的“凡民之有疾病者，分而治之，死终，则各书其所以，而入于医师”说明当时已开始分科治疗和护理，并建立了治疗文件、死亡报告等医疗文件的记录制度。这一时期护理学基本形成的另一标志，是护理和治疗患者不再求助于巫术占卜，而是通过客观检查和观察来判断疾病的吉凶，如《周礼》记载以五气（温、热、和、凛、寒）、五声（呼、笑、歌、哭、呻）和五色（青、赤、黄、白、黑）来判断疾病的吉凶，这是运用中医五气、五声和五色配肝、心、脾、肺、肾五脏的学说，通过声音和面色观察来推测五脏病变和吉凶。随着文化的发展，针药领域同时也得到发展，扩大了给药的途径和方法。

三、理论体系确立时期

战国至东汉时期（公元前475—公元220年）。这一时期科学文化发展迅速，社会经济进一步发展，为医学理论体系的逐步形成奠定了基础，大量的中医护理内容散见于各种医学著作中，为中医护理学的形成奠定了基础。

（一）《内经》与中医护理学

《内经》是我国现存最早、最完整的一部医学古籍，该书的基本观点主要有整体观、阴阳平衡观、邪正斗争观、重视预防观。该书同时也对中医护理学各个方面进行了论述，包括饮食起居调理、心理养生护理、疾病护理、用药护理及部分护理技术等。《内经》奠定了中医护理学的基础，主要体现在下列几个方面。

1. 天人合一学说与生活护理

天人合一学说指导生活护理。《灵枢经·五癃津液别》中的“天暑衣厚则腠理开，故汗出……天寒则腠理闭，气湿不行，水下留于膀胱，则为溺”，指出夏天腠理开泄，汗出而保持正常的体温，适应于外界的天暑地热；冬天腠理闭密，保津蓄温，来适应外界的天寒地冻。《素问·移精变气论篇》中的“动作以避寒，阴居以避暑”，指出在寒冷的季节，参加适当的活动，机体就能产生热量；在暑热的季节，在阴凉处休息，具有避暑的作用。《素问·生气通天论篇》中的“故阳气者，一日而主外，平旦人气生，日中而阳气隆，日西而阳气已虚，气门乃闭”，说明机体一天之中的不同生理情况。《灵枢经·顺气一日分为四时》中的“朝则人气始生，病气衰，故旦慧；日中人气长，长则胜邪，故安；夕则人气始衰，邪气始生，故加；夜半人气入脏，邪气独居于身，故甚也”，说明了机体一天之中的不同病理情况，这与现代医学的医生早晚查房，护士为患者做晨间及晚间护理的道理是一样的。《素问·上古天真论篇》中的“其知道者，法于阴阳，和于术数，食饮有节，起居有常，不妄作劳，故能形与神俱，而尽终其天年”，指出懂得养生和护理知识的，取法于天时、地理、气候、环境等变化来调剂自己的生活，懂得饮食有节，作息有规律，不妄事操劳等护理常规，就能使形体和精神健旺。

2.《内经》与饮食护理

《内经》曰：“胃阳弱而百病生，脾阴足而万邪息。”在饮食方面指出“毒药攻邪，五谷为养，五果为助，五畜为益，五菜为充。气味合而服之，以补精益气”；在疾病饮食宜忌中亦做了较详细的论述，如“脾病者，宜食秔米饭牛肉枣葵；心病者，宜食麦羊肉杏薤；肾病者，宜食大豆黄卷猪肉栗藿；肝病者，宜食麻犬肉李韭；肺病者，宜食黄黍鸡肉桃葱”“肝病禁辛，心病禁咸，脾病禁酸，肾病禁甘，肺病禁苦”“病在脾……禁温食饱食湿地濡衣”“病在肺……禁寒饮食寒衣”等。

3.《内经》与情志护理

《内经》在情志护理上给予高度重视，认为这关系到疾病的发展、预后。《素问·汤液醪醴论篇》提出：“精神不进，志意不治，故病不可愈。”《灵枢经·师传》中的“未有逆而能治之也。夫惟顺而已矣。顺者，非独阴阳脉论气之逆顺也，百姓人民皆欲顺其志也”，强调应了解患者的心理状态，顺从患者之所愿，取得患者的合作，是施行各种治疗护理的前提。但对骄恣纵欲不遵守疾病禁忌的患者，《内经》提出“禁之则逆其志，顺之则加其病”，此时应“告之以其败，语之以其善，导之以其所便，开之以其所苦”，这种开导教育的方法，对现代护理学中的心理护理仍有深远的影响。

4.《内经》与病情观察

《内经》的脏腑学说指导着中医护理的病情观察。《素问·玉机真脏论篇》关于脏腑之间的关系有较详细的叙述。临床护理在病情观察时如见头晕目眩、手足发麻，此为心血不足，不能制约肝阳所致，正所谓“肝受气于心”；又如患者出现水肿，则与脾脏关系密切；患者出现巩膜黄染，则与肝胆关系密切。这些都说明脏腑与全身组织器官之间的关系，对指导病情观察有重要意义。

5.《内经》与护理诊疗技术

《内经》指出，必须精通经络学说，才能进行治疗及护理。《内经》中记载了很多中医护理技术，如针灸、推拿、刮痧、敷贴、热熨等。《素问·异法方宜论篇》中讲到各种护理诊疗技术，如九针、灸焫、导引、按摩等。九针又发展成为目前的毫针、三棱针、梅花针及外科手术用具，从广义的角度来说，《内经》的九针是目前应用的各种注射针的雏形，经络学说与现代护理技术的注射法相结合即为现在的水针疗法。《内经》的“熨法”，逐渐发展为药熨、汤熨、针熨、酒熨、铁熨、土熨等。热敷分为干热敷和湿热敷，干热敷与现代科学技术相结合，发展为日光浴、光疗、电疗、磁疗及激光点穴等。

(二)《伤寒杂病论》与中医护理学

张仲景的《伤寒杂病论》是我国最有影响的一部临床医学巨著，其在《内经》理论指导下，总结了东汉以前众多医家的临床经验，提出了系统的理、法、方、药的辨证论治原则，不仅奠定了中医辨证论治的理论体系，也为临床辨证施护开创了先河，为中医护理技术增添了许多新的内容。

1. 首创药物灌肠法

《伤寒论》中记载了对津枯肠燥、大便秘结者，用蜜煎导而通之，或用猪胆汁灌肠以排出宿粪，后逐渐发展成目前各种灌肠法。

2. 开展复苏术

在《金匮要略》中，详细记载了人工呼吸、体外心脏按摩抢救自缢、溺死患者的具体操作过程，成为世界上最早开展急诊复苏护理的典范。如对自缢者，应“徐徐抱解，不得截绳，上下安被卧之；一人以脚踏其两肩，手少挽其发，常弦弦勿纵之；一人以手按据胸上，数动之；一人摩捋臂胫屈伸之，若已僵，但渐渐强屈之，并按其腹。如此一炊顷，气从口出，呼吸眼开，而犹引按莫置，亦勿苦劳之”，这与现代急救技术的人工呼吸法相似。

3. 发展中药用药法，确立了辨证施护原则

《金匮要略》中要求治疗肠痈的患者服用大黄牡丹汤时宜顿服。《伤寒论》中对桂枝汤的用法从煎煮、服药方法、服药后注意事项、观察服药后的反应、服药后的处理方法到饮食宜忌均有详细的记载，如服药后应“啜热稀粥一升余，以助药力”等，还指出服桂枝汤治疗期间，“禁生冷、粘滑、肉

面、五辛、酒酪、臭恶等物”。《伤寒论》对用药时间也有严格要求，“凡作汤药，不可避晨夜……若或差迟，病即传变。虽欲除治，必难为力”，这与现代护理学的用药查对时间是一致的。《伤寒杂病论》不但有丸、散、膏、丹等服药的护理内容，还记载了各种与护理有关的护治一体的护理疗法，如治百合病的洗身法，治狐惑病的熏洗法、烟熏法，治咽痛的含咽法（这是后世各种雾化吸入疗法的雏形），还有坐浴法、灌耳法、吹鼻法等外用药护理。张仲景提出的汗、吐、下、和、温、清、补、消八法的护理，也是辨证施护的重要内容。

4. 强调饮食护理中的禁忌原则

《金匮要略》在饮食护理上已有专篇论述，如对禽兽鱼虫及果实菜谷的禁忌，指出了脏病食忌、四时食忌、冷热食忌、妊娠食忌及合食禁忌等。明确指出了饮食也应辨证，所谓“所食之味，有与病相宜，有与身为害，若得宜则益体，害则成疾”。在饮食卫生中，已明确告诫“秽饭、馁肉、臭鱼，食之皆伤人”“梅多食，坏人齿”“猪肉落水浮者，不可食”“肉中有朱点者，不可食之”等。

（三）东汉名医华佗与中医护理学

东汉末年杰出的医生华佗，以发明麻醉术而闻名于世。他首创剖腹术，有完整的手术及护理方法；在养生健身方面，他认为体育锻炼可以帮助消化，疏通气血，增强体质，减少疾病。他倡导的“五禽戏”，在古代导引方法的基础上模仿虎、鹿、猿、熊、鸟五种动物的姿态动作，把医疗、护理、体育三位一体，从而创立了世界最早的外科护理及康复护理。

四、向纵深发展时期

魏晋至隋唐五代时期（220—960 年）。随着社会经济的繁荣，中医护理学也向纵深发展。这一时期诞生的《脉经》（王叔和），深入阐明了脉理，将脉、证、护相结合，把脉象归纳为 24 种，分析了各种杂病及妇女、小儿的脉证，同时改进了寸、关、尺的诊脉方法，为中医护理观察病情提供了可靠的依据，这一时期又是中医护理理论与专科护理理论开始全面发展的时期。东晋葛洪的《肘后备急方》是集中医急救、传染病及内、外、妇、五官、精神、骨伤各科之大成。书中记载了大量的护理内容，对于腹水患者的饮食护理已较明确："勿食盐，常食小豆饭，饮小豆汁，鲤鱼佳也。"另外，书中还提出了用海藻治疗瘿疾，是世界上最早记载用含碘的食物治疗甲状腺疾病的著作；又提出了用狗脑敷治疯狗咬伤，开创了用免疫法治疗狂犬病的先河；同时还提出了老年人的养生和护理方法。该书还有关于天花及恙虫病的最早记载及对黄疸患者的尿用白纸染尿法鉴别的诊断记载，成为现代实验诊断和病情观察的先驱。《抱朴子》中指出："体欲常劳，食欲常少，劳勿过极，少勿至饥。"《博物志》也指出："去肥浓、节酸咸，减思虑、损喜怒，除驰逐，慎房室。"《意林》中指出"欲得长生腹中清，欲得不死腹无屎"，这些对于现代的养生与长寿仍有深远的影响。唐《外台秘要》在引《肘后备急方》治疗创伤大失血的护理时指出"凡金疮出血，其人若渴，当忍之，常用干食并肥脂之物以止渴，慎勿咸食。若多饮粥辈，则血溢出杀人，不可救也"，并指出这时的患者"又忌嗔怒大言笑，思想阴阳，行动作劳，勿多食酸咸，饮酒热羹臛辈，皆使疮肿发，甚者即死”，明确指出了外伤大出血者，应禁食水及刺激性食物，患者宜安静，避免活动和情绪波动。

《诸病源候论》虽是阐述病源的专著，但对中医护理学的各种疾病的护理，尤其是病情观察有很大的发展与补充。对温热病的病情观察记录详细，“凡皮肤热甚，脉盛躁者，病温也。其脉盛而滑者，汗且出也”。其提倡以脉象来观察病情，认为脉直疾、脉疾而细、脉束牒牒等都是病情恶化的表现。对外科肠吻合术后患者的饮食护理，就指出“当作研米粥饮之，二十余日，稍作强糜食之，百日后乃可进饭耳。饱食者，令人肠痛、决漏”。对妇产科的患者，强调妊娠期间，注意饮食起居与精神调养，如《诸病源候论·妇人杂病诸候》中介绍，乳痈多为婴儿吮吸无力，使乳汗瘀滞所致，护理时可用“手助捻去其汁，并令旁人助嗍引之”，排出瘀积的乳汗，使乳痈消散，这一护理方法沿用至今仍是有效的。该书还发展和补充养生的护理技术，如虚劳者可用呼吸法、健身法、搂肚法等增强自身体质。

唐代孙思邈的《千金方》，其书名是由“人命至重，有贵千金，一方济之，德逾于此”而得。该书详细地论述了临床各科的护理、食疗及养生等内容，主要表现在下列几个方面：

1. 在妇产科护理方面，孙氏对妇人妊娠养胎、分娩乃至产褥期的护理，都做了详细的叙述。如妊娠妇女应“居处简静”；在胎教方面指出应禁酒及冰浆；在临产护理时，不能让不洁者进产房，更指出“产妇第一不得匆匆忙怕，旁人极须稳审，皆不得预缓预急及忧悒，忧悒则难产”；对产后护理指出

“妇人产后百日以来，极须殷勤”，不要“纵心犯触及即便行房”等，这些护理方法对现代妇产科护理仍有实践意义。

2. 婴幼儿护理保健方面，孙氏收集和总结唐代以前小儿保健防病的经验，为儿科临证护理做出巨大的贡献。他指出“天和暖无风之时，令母将儿于日中嬉戏。数见风日，则血凝气刚，肌肉硬密，堪耐风寒，不致疾病；若常藏在帏帐之中，垂衣温暖，譬犹阴地之草木，不见风日，软脆不堪风寒也”。对初生婴儿他还指出“先以绵裹指，拭儿口中及舌上青泥恶血……若不急拭，啼声一发，即入腹成百病矣”。在母乳喂养方面，有更丰富完整的护理内容，首先要求喂奶的次数和量有一定的限制；乳母在喂奶时，要先把宿乳挤掉；强调乳母的饮食、精神状态、健康状况与婴儿的身心发育关系密切，故在乳母的选择上，指出应除外狐臭、瘿瘤、疥疮、耳聋、鼻渊、癫痫等患者。随着初生儿年龄的增长，强调要适当增加辅助食品等，充分体现了孙氏对小儿护理的重视。

3. 在饮食护理方面，书中有大量的专门论述，主张“先饥而食，先渴而饮，食欲数而少，不欲顿而多”“淡食，食当熟嚼，使米脂入腹，勿使酒脂入肠。人之当食，须去烦恼”“勿食生菜、生米”“勿饮浊酒”“勿食生肉”“一切肉惟须煮烂”。在饮食与药疗选择上，强调“须先洞晓病源，知其所犯，以食治之，食疗不愈，然后命药”，把饮食疗法放在药疗之上。该书在各种疾病的诊疗中，既有药疗方，又有食疗方，如食用动物肝脏治疗夜盲症，用谷白皮煎汤煮粥或食牛羊乳防治脚气病，食羊靥、鹿靥治疗甲状腺肿大，以上均被现代科学证实为有效正确的临床经验。

4. 在预防养生保健方面，他的“预防为主”的思想不仅表现在饮食护理方面，还在起居、衣着等方面进行了具体指导，“食毕当行步踌躇……则食易消”“饱食即卧，乃生百病”“湿衣及汗衣皆不可久着”“饥忌浴，饱忌沐”“浴沐后不得触风冷”等等，他还主张“凡衣服、巾、栉、枕、镜不宜与人同之”。对老年人的护理与养生，也有较详细的论述，所谓“人年五十以上，阳气日衰，损与日至……情性变异，食饮无味，寝处不安”，在护理上“常须慎护其事，每起速称其所须，不得令其意负不快”“养老之要，耳无妄听，口无妄言，身无妄动，心无妄念，此皆有益老人也”，对长寿养生术有指导意义。他教导人们“常习不唾地”“食毕当漱口数过，令人牙齿不败，口香”，这是较早的护齿洁齿及口腔护理的方法之一。

5. 在精神调护方面，认为善摄生者，应是“少思、少欲、少念、少事、少语、少笑、少愁、少乐、少喜、少怒、少好、少恶”，要“莫忧思、莫大怒、莫悲愁、莫大惧”等，这为中医护理中的情志护理增添了不少内容。

6. 在投药护理方面极为重视，《千金要方·卷一》指出：“病在胸膈以上者，先食而后服药；病在心腹以下者，先服药而后食；病在四肢血脉者，宜空腹而在旦；病在骨髓者，宜饱满而在夜。”

7. 在中医护理技术方面，首创用细葱管进行导尿，这一方法比1860年法国医生发明的橡皮管导尿术要早1200多年，同时发展了蜡疗和热熨法，这些都丰富了中医护理技术的内容。

8. 在医德方面，有《大医习业》和《大医精诚》两篇专论医德。他强调对患者要不分贫富贵贱，一视同仁；告诫医护人员不可以医术作为获取钱财的手段；对危急患者要急患者所急，想患者所想；在医疗作风上要有德有体、体表端庄，有高度的社会责任感，孙氏高尚的医德一直流传后世。

五、高潮时期

宋元时期（960—1368 年），印刷术的发明和造纸业的兴起，给中医学的传播和发展提供了有利条件。由于金元时期战争频发、疾病流行，客观促进了各医家的学术研究，涌现出金元四大医家。随着医学的分科，护理学也由纵深向高潮发展，主要体现在分科护理方面。

（一）内科

内科辨证施护在宋元两代发展尤为突出，如《圣济总录》的“诸风门”，对中风的急救、开窍、预防已有详细记载；宋代张锐《鸡峰普济方》中，根据水肿起始部位的特征，把水肿分为多种类型，根据不同类型分别给予相应的护理；朱丹溪的《格致余论》记载了对一位瘀血痰积的患者，先通过精心护理，后以药治愈的例子，强调情志护理的重要性。

（二）外科

宋元时间由于战争频发，外伤科护理发展尤为迅速。在病理上重视局部与整体的关系，护理上重视扶正祛邪，治疗上重视内治、外治相结合。如李迅的《集验背疽方》、危亦林的《世医得效方》等著作，对外科疾病的辨证、护理、用药等都有系统的论述。

（三）妇产科

妇产科护理到宋代已积累了丰富的经验，如杨子建的

《十产论》，详细记载了横产、碍产、倒产等各种难产及助产法。陈自明的《妇人大全良方》一书，对妇科常见病及孕期、分娩及产后护理都进行了详细论述。

（四）儿科

钱乙的《小儿药证直诀》一书中，对小儿的生理、病理特点和常见病的辨证施护都有独特的创见。刘昉的《幼幼新书》重视对小儿消化系统疾病的治疗和护理，其中对小儿脐风以烧灼脐带预防之法为世界之首创。

六、发展新趋势时期

明清时期（1368—1912年），这一时期的中医护理又出现了新的发展趋势。李时珍的《本草纲目》、赵学敏的《本草拾遗》等著作的出现、人痘接种法的推广、温病学及护理学的发展均有力地说明了这一点。李时珍是著名的药学家，他不但能医会药，而且也会护理。在《本草纲目》一书中，他详细记载了16世纪前的护理经验，为后世研究饮食、服药等护理方法提供了重要理论依据。温病学家叶天士首创了对温病采用察舌、验齿及辨斑疹的诊断方法，同时提出“温邪上受，首先犯肺，逆传心包”的外感热病的发展途径和传变规律，并根据卫气营血四个发展阶段作为辨证施护的纲领，是明清护理发展史上一大成就。叶氏对老年病强调“颐养功夫，寒喧保暖，摄生尤当加意于药饵之先”和饮食应“薄味”、力戒“酒肉厚味”等防护知识。流传民间的“十叟长寿歌”阐述了十位百岁老人延年益寿、防病防老的经验。在护理技术方面，胡正心提出“凡患瘟疫之家，将初患者之衣于甑上蒸过，则一家不染”

的蒸气消毒法。到清代，出现了对温热患者进行口腔护理和物理降温等护理手段。在养生护理方面，清代钱襄的《待疾要语》是我国最早的一本养生专著，汇聚了具有中国特色的保健常识。

七、中医护理学科的形成

中医护理学发展到清代，虽趋向成熟时期，但由于历史条件的限制，长期处在医护不分的状态，使中医未能形成一支专门的护理队伍。1949 年以后，随着中医事业的蓬勃发展，中医护理学有了很大进展。

1. 初步培养了一支中医护理专业队伍。目前，在全国 2000 多个中医医疗机构中，有 6 万余名护士以上技术职称的人员从事中医护理工作，他们成为发展中医事业的一支必不可少的专业队伍，其中还涌现出一批既有丰富临床经验，又有一定科研能力和管理水平的中医护理技术骨干。

2. 中医临床护理逐步发展。中医临床护理通过几十年的实践，已总结出一套从理论到临床的辨证施护方法和具有中医特色的操作技术。

3. 中医护理的专业教育与在职教育已初具规模。从 20 世纪 50 年代开始，为了培养中医护理专业人才，江苏、北京、上海等地先后开办了中医护士学校、中医护士班。到 1991 年，全国已有 7 所中医护士学校，并在 25 所中医药学校中开设了中医护理专业。据统计，1990 年上述学校培养了 1513 名护士。80 年代中期，南京、北京等地的中医学院增设了高级护理班和护理系，培养高级护理人才。

4. 中医护理学术活动生机勃勃。随着中医护理学科的发展，中医护理学术活动也十分活跃。对外学术活动也有所开展，多次接待来自欧、美、亚、澳等洲的各国护理代表团体进行参观访问。

5. 中医护理研究已经起步。近年来，部分省、市级中医医院相继建立了中医护理研究室（组），开展护理科研工作。各地从不同角度，对中医护理内涵、概念、模式等进行了有益的探讨，并取得了可喜的成果。

总之，随着中医事业的振兴，中医护理学也得到迅速的发展，初步形成了具有中医特色的护理学科。

第三节　中医护理学的基本特点

在中医学这一宝库中不但有精湛的医术，还有丰富的护理精华。作为中医学重要组成部分的中医护理学同样具有中医学的两个基本特点。

一、整体护理

整体就是统一性和完整性，整体护理就是运用中医理论中的整体观念，对患者实施全身心的护理。

整体护理源于中医的整体观念，包括人体是一个有机整体和人与自然环境之间的整体联系。中医历来十分重视人体本身的统一性、完整性及其与自然界的相互关系，认为人体是一个有机的整体，构成人体的各个组成部分在结构上是不可分割的；在功能上是相互协调，相互为用的；在病理上是相互影响的。同时也认识到人体与自然环境有密切关系，人类在主动地适应自然和改造自然的行为中，维持着机体的正常生命活动。这种内外环境的统一性、机体自身整体性的思想，被称为整体观念。

机体整体统一性的形成，是以五脏为中心，配合六腑、形体、官窍，通过经络系统“内属于脏腑，外络于肢节”的作用而实现的。脏腑功能失常，可以通过经络反应于形体、官窍等外在；外在病理表现，也可通过经络影响所属的脏腑，脏与脏、脏与腑、腑与腑之间也可通过经络的联系而互相影响。因此，临床可以通过五官、形体、舌脉等外在变化，了解体内脏腑病变，从而做出正确的治疗和护理。

人和自然界的统一性，中医整体观念认为“人与天地相应”。即《内经》中所说的“人以天地之气生，四时之法成”，合称“天、地、人”三才。“天有三宝，日、月、星；地有三宝，水、火、风；人有三宝，精、气、神”，而人既然生活在自然界，他的生理活动和病理变化，必然受自然界的影响，所以人类要想生存，就必须能动地改造和适应自然，才能维持机体的正常生命活动。总之，作为一个医务工作者，除应研究医道外，还必须“上知天文，下知地理，中知人事”，以适应医学发展的需要。

整体护理是在中医整体观念、阴阳五行、脏腑经络、病因病机、辨证施治等基本理论的基础上发展而形成的，是运用中医基础理论中的整体观念指导临床疾病的护理。

整体护理的原则符合治则的要求：急则护标、缓则护本；重视情志对疾病的影响，强调情志护理；重视饮食调理对疾病痊愈的重要性，强调饮食护理；重视因人、因时、因地制宜护理；重视预防保健、康复护理。

二、辨证施护

辨证就是运用中医学的基础理论和四诊的方法，收集患者的有关资料（包括病史、症状、体征等），通过分析、综合、概括、判断，辨别疾病发生的原因、性质、部位以及邪正之间的关系，进行证候定性，确立相应的施护原则和方法。施护是在辨证的基础上，确立相应的护理原则和方法。辨证和施护，在护理过程中既是相互联系、不可分割的两个方面，又是理论联系实践的具体体现。

中医学认为，“证”和“症”是不同的概念。“症”即症状，如咳嗽、头痛、失眠等。“证”则是机体在疾病发展过程中的某一阶段的病理概括，如感冒所表现的风寒证、风热证等，由于它包括了病变的部位、原因、性质及邪正关系，因而比症状更全面、更深刻，从而也更正确地揭示了疾病的本质。

“证”与“病”的概念也不同。清代医家徐灵胎的“证之总者为之病，而一病总有数证”，就是指病可包括证。如《伤寒论》对伤寒病以六经分证，可分太阳病证、阳明病证、少阳病证、太阴病证、少阴病证和厥阴病证。《温热论》将温热病分为卫分证、气分证、营分证和血分证。但中医认识和护理患者是既辨病又辨证的。辨证着眼于证的分辨，如见一初起发热、恶寒、头身痛、脉浮的患者，初步辨病为感冒。但由于致病因素和机体反应性不同，又常表现有风寒感冒和风热感冒等不同的证，只有把感冒所表现的“证”是风寒证还是风热证辨别清楚，才能确定施护的方法。如属风寒感冒，根据“寒者热之”的护理原则，应采用避风寒保暖，室温宜偏高；饮食上可给豆豉汤、生姜红糖水等辛温解表之护法。若属风热感冒，根据“热者寒之”的护则，应采用室温宜低，使患者感到凉爽舒适，减轻心烦、口干之不适感；饮食宜给绿豆汤、西瓜、藕汁、苦瓜等清热生津辛凉之品。

临床上有时可见到一种病包括几种不同的证，又可以看到不同的病在其发展过程中出现同一种证，在护理时可以在辨证施护原则的指导下，采用“同病异护”和“异病同护”的方法处理。

所谓“同病异护”是指同一种病，由于发病的时间、地区以及患者机体反应性不同，或处在不同的发展阶段，所表现的证不同，施护的方法亦各异。以感冒为例，由于发病季节不同，施护方法也不同，暑季感冒，由于感受暑湿之邪（暑多夹湿），护理应采用一些祛暑化湿的方法，如室内注意通风凉爽，饮食可给清热利湿之品，如西瓜、绿豆汤、番茄、苦瓜等，忌生冷、油腻和辛辣等助湿化热之物。如果是冬令时节感冒，宜采用中药温热服，给生姜红糖葱白汤等热饮料以助药力，服药后覆盖衣被，使其周身微微汗出，而达汗出表解之功效。可见，同属感冒，由于其发病季节不同，而施护的方法也不一样。又如风温，在发病的不同阶段，施护方法也各异。风温初起，邪在卫分，病位在表，宜用发汗解表的护理原则；若邪热进入肺卫的气分证时，由于病邪由表入里，护理上应用“清”的治法，室温、饮食、服药等应采用清、凉的措施；对高热不退者，可采用物理降温法；当热入营血证时，护理上应防变以及预防并发症的发生；当热病后期、余热未尽时，护理应重在“调”，通过调养使患者得到痊愈。

所谓“异病同护”，是指不同的病，在其发展过程中，由于出现了相同的病机，因而也可采用同一种方法护理。比如，久痢脱肛、子宫下垂等，是不同的病，但如果均表现为中气下陷证，都可采取升提中气的护理方法，如用黄芪党参炖母鸡、薏苡仁茯苓粥等益气健脾之品；注意休息，避免疲劳，以培育中气；采用针刺百会、关元、长强等穴，以补中益气；保持会阴部清洁，用五倍子、白矾煎水熏洗以促使回纳等。由此可见，中医护理的要点不是着眼于“病”的异同，而是着眼于病机的区别和“证”的不同。相同的病机和证，可采用基本相同的护理方法，不同的病机和证要采用不同的施护措施。所谓“证同护亦同，证异护亦异”，实质是由于“证”的概念中包含着病机的缘故。这种针对疾病发展过程中不同证的矛盾用不同的护法解决，就是辨证施护的实质。

辨证和施护是护理疾病过程中两个不可分割、相互联系的组成部分，辨证是施护的前提和依据，施护是与施治结合解决疾病的重要手段之一，是辨证的目的之一，同时又是对辨证是否正确的检验，是理论和实践相结合的体现，是中医护理的根本原则。

第四节 中医护理的优势和前景

一、先进的卫生保健理念

中医早在远古时代就提出“整体观念”“上工治未病”等先进理论，并逐渐形成动态、平衡的整体健康观，生物—社会—心理—环境一体化的先进思想。认为人是一个统一整体，构成整体的各部分在功能上相互协调，病理上互为影响。

二、灵活、简便的方法优势

辨证施护是中医护理的精华，临床上同病异护、异病同护、三因（因人、因时、因地）制宜的护理方法以其更符合人性化的优势赢得国内外护理同行的赞叹。中医护理技术以其便捷、安全、有效、价廉的优势，在社区护理、老年护理、临终关怀、家庭护理等领域发挥着其他医疗护理技术无法替代的作用。

三、浓郁的文化背景

中医学是中华民族认识生命、认识疾病和诊疗疾病的经验结晶，这些经验上升到理论的高度，有效地指导临床诊治达数千年，是祖国传统文化宝库中的一颗璀璨明珠。“三分治疗，七分护理”，作为中医学的重要组成部分，中医护理的价值早已被百姓广泛接受和认可，其独特的传承背景、浓厚的人文主义特色深入民心，所以传统的中医护理在思维方式、价值观念、文化习俗上都有着扎实的群众基础。

四、明确的发展目标

《中国护理事业发展规划纲要（2011—2015年）》中指出"以加强护士队伍建设，促进护理服务'贴近患者、贴近临床、贴近社会'为重点，健全制度体系，加强科学管理，提高服务能力，立足国情、科学发展、突出重点、整体推进，促进护理事业发展适应医学技术进步和医学模式转变的要求，适应社会经济发展和人民群众健康服务需求不断提高的要求"。可见中医护理在当今现代科技飞速发展的时代中，既充满了机遇，也充满了挑战。作为我国护理界的骄傲，中医护理在世界范围内有着不可估量的发展前景。

第二章 各 论

第一节 常用中医护理操作技能

一、熏洗法

【定义】

熏洗法是将根据辨证选用的方药加热煎汤，用产生的温热的药液蒸气熏蒸患处，并用汤药淋洗、浸泡患处的一种借助热力和药力综合作用治疗疾病的操作方法。

【功效】

熏洗是利用中药的药力或蒸气渗入人体皮肤、毛窍、经络，达到疏通腠理、温通经络、协调脏腑的目的，具有活血止痛、疏散风寒、祛风除湿、清热解毒、杀虫止痒、消肿祛瘀、扶正祛邪等功效。

【主治】

1. 肛肠科疾病：混合痔、肛裂、肛瘘及肛门术后等。
2. 骨伤科疾病：腰椎间盘突出症、肩周炎等。
3. 风湿类疾病：风湿、类风湿性关节炎等。
4. 妇科疾病：会阴瘙痒、痛经等。

【常用部位】

1. 会阴部：疏通经络、祛风除湿、活血化瘀、消肿止痛。
2. 肛门及肛门周围皮肤：清热利湿、燥湿敛疮、消肿止痛。

3. 肢体及腰部：活血化瘀、通络止痛、利湿消肿、改善肢体微循环。

【操作要点】

1. 熏洗药液温度适宜，不宜过热，以防烫伤。

2. 注意会阴部皮肤、创面情况（湿疹、皮疹、烫伤）、药液温度、治疗时间，以及患者全身情况。

3. 在伤口部位进行熏洗时，按无菌技术操作进行。

4. 包扎部位熏洗时，应揭去敷料，熏洗完毕后，更换消毒敷料。

【注意事项】

1. 冬季注意保暖，暴露部位尽量加盖衣被。

2. 所有物品需清洁消毒，用具一人一份一消毒，避免交叉感染。

3. 妇女月经期或阴道出血、妊娠后期及盆腔急性炎症期忌坐浴法熏洗；餐前、餐后半小时内不宜熏洗；年老者，以及心、肺、脑病患者，体质虚弱、水肿患者不可单独熏洗，且熏洗时间不宜过长，以防虚脱。

【操作流程】

素质要求 →	服装鞋帽整洁，仪表端庄，态度和蔼，语言规范恰当
↓ 评 估 →	患者病情、药物过敏史、熏洗部位的皮肤情况、心理意识状态、认知及合作程度，女性患者胎、产、经、带情况
↓ 洗手、戴口罩	
↓ 备齐用物 →	治疗盘、熏洗药液、熏洗盆、水温计、镊子、弯盘、纱布或毛巾、大浴巾、热水、冷水、必要时备屏风、毛毯、量杯、快速手消毒剂
↓ 患者准备 →	核对（姓名、诊断），解释，取适宜体位，暴露熏洗部位、注意保暖，必要时加盖毛毯、屏风遮挡
↓ 准备熏洗液 →	熏洗桶内套入一次性塑料袋，将药液倒入熏洗桶中，加水（液温适宜），测温度（70℃）
↓ 定 位 →	核对熏洗部位、确定熏洗手法
↓ 熏 洗 →	熏：将熏洗部位放置熏洗桶口上方，温度50℃～70℃ 洗：将熏洗部位浸泡于桶内，药液偏凉时，随时更换 时间：20～30分钟
↓ 观 察 →	观察创面情况，有无湿疹、皮疹、烫伤，药液温度、治疗时间，以及患者全身情况，询问患者有无不适
↓ 熏 毕 →	用毛巾擦干局部皮肤，必要时更换敷料
↓ 整 理 →	协助患者穿好衣裤（汗出较多时，更换衣裤），安置舒适体位，整理床单位，处理用物，物归原处
↓ 健康宣教	
↓ 洗手、记录 →	根据医嘱详细记录熏洗部位、皮肤等情况，并签名
↓ 评 价 →	熏洗药液部位准确，操作熟练，皮肤清洗情况，患者能够知晓护士告知的事项，对服务满意

【评分标准】

项目		要求	应得分		扣分	得分	说明
素质要求		仪表大方，举止端庄，态度和蔼	5	10			
		服装、鞋帽整洁	5				
操作前准备	护士	对患者评估正确、全面	5	25			
		洗手，戴口罩	2				
	物品	治疗盘，药液，盛放药液容器，水温计等	6				
	患者	核对姓名、诊断，介绍并解释，患者理解与配合	6				
		体位舒适合理，暴露熏洗部位，保暖	6				
操作流程	定位	再次核对，确定熏洗部位及手法	5	35			
	手法	熏洗方法，运用正确	10				
		药液温度适宜	5				
		药液量适宜	2				
		药液未沾湿患者衣裤、床单位；熏洗时间适宜	5				
	观察	观察药液温度及病情变化，询问患者有无不适	5				
	熏毕	清洁局部皮肤、擦干	3				
操作后	整理	整理床单位，合理安排体位	3	15			
		清理用物，归还原处，洗手	5				
	评价	熏洗部位准确，皮肤清洁情况，患者感受，目标达到的程度	5				
	记录	按要求记录及签名	2				

续表

项目	要求	应得分		扣分	得分	说明
技能熟练	操作正确、熟练、轻巧	5	15			
理论提问	回答全面、正确	10				
合计		100				

二、湿敷法

【定义】

湿敷法是将无菌纱布用药液浸透，敷于局部，以达到疏通腠理、清热解毒、消肿散结等目的的一种外治方法。

【功效】

利用中药的药力渗入人体皮肤、毛窍、经络，促进局部消肿散结、温经活血，达到抑制渗出、收敛止痒、消肿止痛、控制感染、促进皮肤愈合等功效。

【主治】

1. 肛门及肛周疾患：混合痔、肛裂、肛瘘及肛门术后创面。

2. 静脉炎、丹毒、皮下淤血、颜面痈肿、臁疮、压疮、烧伤、虫咬蜇伤、带状疱疹、湿疹、剥脱性皮炎、小儿麻疹、麦粒肿等。

3. 各种闭合性损伤、肢体经络病、扭挫伤、筋骨关节劳损、各种痛症等。

【常用部位】

1. 外科肿疡及皮肤患处：疏通腠理、清热解毒、消肿散结、温经活血敛疮。

2. 肛周：消肿止痛、行气导滞。

【操作要点】

1. 注意药液温度，防止烫伤或冻伤。

2. 定时用无菌镊子夹取纱布浸药后淋药液于敷布上，保持浸润及温度。

3. 观察局部皮肤情况，保持湿敷有效性（时间、部位、湿度）。

4. 治疗过程中观察局部皮肤反应，如出现苍白、红斑、水疱、疼痛、破溃、瘙痒等症状时，立即停止治疗，报告医生，配合处理。

【注意事项】

1. 凡疮疡脓肿蔓延迅速、大疱性皮肤病及对湿敷药物过敏者禁用。

2. 局部血液循环明显不良、慢性炎症或深部有化脓病灶时，枕后、耳郭、阴囊处忌用冷敷；对冷敏感、心脏病及体质虚弱者应慎用冷敷。急性腹部疼痛尚未明确诊断前、面部危险三角区感染时、各种脏器内出血时忌用热敷。

3. 婴幼儿，老年人，昏迷、意识不清等患者，慎用冷热湿敷。

【操作流程】

素质要求 → 服装鞋帽整洁，仪表端庄，态度和蔼，语言规范恰当

↓

评 估 → 患者病情、治疗情况、湿敷部位皮肤情况，心理意识状态、认知及合作程度，药物过敏史

↓

洗手、戴口罩

↓

备齐用物 → 治疗盘、一次性垫巾、镊子、遵医嘱选择药液（温度适宜）、无菌纱布大小合适、药碗、水温计、必要时备毛毯

↓

病员准备 → 核对（姓名、诊断），解释，取体位（舒适、合理），暴露湿敷部位，注意保暖、垫垫巾

↓

湿 敷 → 核对湿敷部位；药液温度适宜；取出镊子，将纱巾敷于患处（避免药液沾湿患者衣物、被单）；湿敷时间为20分钟

↓

观 察 → 局部皮肤情况、纱布的湿度（偏干时将药液淋湿在湿敷部位）

↓

整 理 → 整理床单位，协助患者躺卧舒适，处理用物，物归原处

↓

健康宣教

↓

洗手、记录 → 部位、方法、时间、患者反应、皮肤情况、疗效、签名

↓

评 价 → 湿敷部位准确，操作熟练，皮肤清洁情况，患者能够知晓护士告知的事项，对服务满意

【评分标准】

项目	要求	应得分		扣分	得分	说明
素质要求	仪表大方，举止端庄，态度和蔼	5	10			
	服装、鞋帽整洁	5				

续表

项目		要求	应得分		扣分	得分	说明
操作前准备	护士	对患者评估正确、全面	2	25			
		洗手，戴口罩	5				
	物品	治疗盘，药液及容器，敷布，镊子，弯盘，一次性垫巾	6				
	患者	核对姓名、诊断，介绍并解释，患者理解与配合	6				
		体位舒适合理，暴露湿敷部位，保暖	6				
操作流程	湿敷	再次核对湿敷部位	5	35			
		药液温度适宜	5				
		敷料大小合适	3				
		湿敷时间、部位正确	5				
		未沾湿患者衣裤、床单位	2				
	观察	观察局部皮肤反应	5				
		敷布的湿度适当	5				
		湿敷部位频频淋湿	5				
操作后	整理	整理床单位，合理安排体位	3	15			
		清理用物，归还原处，洗手	5				
	评价	湿敷部位准确，皮肤清洁情况，患者感受，目标达到的程度	5				
	记录	按要求记录及签名	2				

续表

项目	要求	应得分		扣分	得分	说明
技能熟练	操作正确、熟练，轻巧	5	15			
理论提问	回答全面、正确	10				
合计		100				

三、涂药法

【定义】

涂药法是将药物制成搽剂、混悬剂、油剂、酊剂、乳剂、霜剂等直接涂在患处，药物通过体表局部或穴位的吸收、传导而发挥其效应的一种外治方法。

【功效】

利用涂在皮肤上的药物直接开发毛窍腠理，宣通皮肤、脉络、气血，具有祛风除湿、解毒消肿、止痒镇痛、温经活血、散寒通络之功效。

【主治】

1. 各种皮肤病、疮疡、疖肿、跌打损伤，以及蚊虫咬伤、水火烫伤等。

2. 混合痔、肛瘘、肛周脓肿、肛裂等肛周疾患及术后的创面愈合。

3. 宫颈柱状上皮异位、宫颈炎等。

4. 骨关节疾病、关节肿痛、软组织损伤、急慢性扭挫伤等。

【常用部位】

1. 各种疮疡、疖肿、烫伤及皮肤病等患处：祛风除湿、解毒消肿、止痒镇痛。

2. 肛周：去腐生肌、消肿止痛、清热解毒、活血化瘀。

3. 阴道：生肌、收敛、消炎。

【操作要点】

1. 根据涂药部位，取合理体位，暴露涂药部位，注意保暖。

2. 涂药前需清洁局部皮肤。

3. 涂药不宜过厚、过多，以防毛孔堵塞。

4. 涂药后观察患处，如有丘疹、瘙痒或局部肿胀等过敏现象时，停止用药，并将药物拭净或清洗，遵医嘱内服或外用抗过敏药物。

【注意事项】

1. 涂药摊制的厚薄要均匀，固定松紧适宜，涂药面积应大于患处且保持一定的湿度。

2. 刺激性较强的药物不可涂于面部，婴幼儿忌用，对某种药物过敏者禁用。

【操作流程】

素质要求	服装鞋帽整洁，仪表端庄，态度和蔼，语言规范恰当
评　估	主要临床表现、既往史、药物过敏史；患者体质及涂药部位皮肤情况，心理状态及合作程度
洗手、戴口罩	
备齐用物	治疗盘、弯盘、生理盐水棉球、遵医嘱配置中药、棉签、镊子、纱布、胶布、一次性治疗巾、必要时备绷带、压舌板
病员准备	核对姓名、诊断，解释，取体位（舒适、合理），暴露涂药部位，必要时垫治疗巾，注意保暖，必要时屏风遮挡
消毒皮肤	揭去原来敷料（由上而下）、用盐水棉球擦去原药液，观察伤口情况
涂　药	核对涂药部位，将配置的药物用棉签均匀涂至患者皮肤表面，干湿及厚薄均匀（不污染衣物、大于涂药部位1cm）；用胶布贴好或用绑带包扎好（松紧适宜、美观）
观　察	观察局部皮肤，如有丘疹、瘙痒，或局部肿胀等过敏现象时，停止用药，并将药物擦净或清洗
包　扎	必要时无菌敷料覆盖，胶布或绷带固定，包扎松紧适宜
整　理	整理床单位，协助病员躺卧舒适，处理用物，物归原处
洗手、记录	记录部位、方法、时间、患者反应、皮肤情况、疗效，签名
评　价	涂药部位准确，操作熟练，皮肤清洁情况，患者能够知晓护士告知的事项，对服务满意

【评分标准】

项目		要求	应得分		扣分	得分	说明
素质要求		仪表大方，举止端庄，态度和蔼	5	10			
		衣帽整齐	5				
操作前准备	护士	洗手，戴口罩	2	25			
		对患者评估正确、全面	5				
	物品	治疗盘，弯盘，药物，棉签，镊子，棉球，纱布，胶布，绷带	6				
	患者	核对姓名、诊断，介绍并解释，患者理解与配合	6				
		体位舒适合理，暴露涂药部位，保暖	6				
操作流程	清洁皮肤	执行无菌操作，取镊子，清洗方法正确	8	35			
		揭去原来敷料，方法正确	5				
		用盐水棉球擦去原药迹	4				
		观察伤口情况	2				
	准备药物	再次核对涂药部位	4				
		将药物摇匀（水剂）或调匀（膏药）	5				
	涂药	涂药正确，薄厚均匀，不污染衣物	5				
		包扎松紧适宜、美观	2				

续表

项目		要求	应得分		扣分	得分	说明
操作后	整理	整理床单位，合理安排体位	3	15			
		清理用物，归还原处，洗手	5				
	评价	涂药方法、部位的准确，皮肤清洁情况，患者感受，目标达到的程度	5				
	记录	按要求记录及签名	2				
技能熟练		操作正确、熟练，动作轻巧	5	15			
理论提问		回答全面、正确	10				
合计			100				

四、溻渍法

【定义】

溻渍法是溻疗和渍疗的组合。溻是将饱含药液的纱布或棉絮敷于患处，渍是将患处浸泡于药液之中，前者相当于现代常用的湿敷法，因两法往往同时进行，故两法合称为溻渍法。

【功效】

通过辨证选用的不同药物，将药物煎汤，趁热在所需部位进行淋洗、浸泡、湿敷，达到引邪外出、疏导腠理、通调血脉之功效。

【主治】

1. 适用于外伤疼痛、关节炎、骨折后期、中风病、风湿病所致的肢体脉络受阻、功能障碍者。

2. 皮肤疾病：银屑病、湿疹、皮炎、结节性痒疹等。

【常用部位】

手掌，腕部，前臂，足部。

【操作要点】

1. 药液充分浸泡，待温度降至 40℃～45℃，以手臂内侧试水温热不烫为宜。

2. 对能浸泡的部位，用渍法；不能浸泡的部位用溻法，定时将浸湿的纱布，平敷于未浸着的部位进行湿敷和淋洗。溻渍时间为 30 分钟。

3. 观察溻渍部位皮肤情况及患者全身反应，防止烫伤。

4. 物品使用后及时消毒，做到用具一人一份一消毒，避免交叉感染。

【注意事项】

1. 溻渍时注意避风保暖，保护隐私。

2. 溻渍前忌空腹，需排空小便；饭前、饭后 30 分钟内不宜进行溻渍。

3. 溻渍温度不宜过高，老人的反应较差，水温酌情降低，以防烫伤。

4. 注意药液的浓度不可太高，以免引起局部过敏反应，或降低局部皮肤组织的抗病能力。

5. 急性感染性疾病、出血性疾病包括急性外伤出血，禁止溻渍，皮肤破损者不宜操作。

【操作流程】

素质要求	服装、鞋帽整洁，仪表大方，举止端庄，态度和蔼
评　估	主要临床表现、既往史、药物过敏史，溻渍部位的皮肤情况，心理意识状态及合作程度
洗手、戴口罩	
备齐用物	治疗盘、浸泡盆、药液、热水、冷水、水温计、毛巾，必要时备毛毯
药液准备	将药液、温水倒入盆内，水温40℃～45℃（以热而不烫为宜），液量约8000 mL，儿童及老年人水温酌情降低
患者准备	核对姓名、诊断，解释说明，协助患者取舒适体位，暴露溻渍部位。必要时加盖毛毯
中药溻渍	患者取坐位，将溻渍部位浸泡于药液中，时间20～30分钟
观　察	保持药液温度，防止烫伤；询问患者感受；观察溻渍部位的皮肤有无皮疹、烫伤，以及药液温度、时间，注意患者全身情况
浸渍完毕	协助患者擦净皮肤，观察浸渍皮肤情况。询问患者感受、浸泡效果，健康指导
整　理	合理安置病员、用物按规范处理、物归原处
洗手、记录	记录药液名称、溻渍部位、舒适度、疗效、患者反应等，签名
评　价	操作熟练，皮肤情况，患者满意度及目标达到程度

【评分标准】

项目		要求	应得分		扣分	得分	说明
素质要求		服装、鞋帽整洁。仪表大方，举止端庄	3	5			
		语言柔和恰当，态度和蔼可亲	2				
评估		对患者评估正确，全面	5	5			
操作前准备		核对医嘱	3	10			
		洗手戴口罩	2				
		备齐用物	5				
操作流程	患者准备	核对、解释	3	10			
		体位合适	3				
		充分暴露浸泡部位，注意保暖，保护隐私	4				
	药物准备	药液倒入浸泡盆内，加热水至所需容量，测水温	10	10			
	中药浸渍	溻渍部位浸入药液内，方法运用正确	12	20			
		药液量、温度适宜	4				
		溻渍时间正确	4				
	观察	浸泡部位皮肤情况，无烫伤、皮疹等	4	10			
		浸泡的温度与时间	3				
		患者全身反应	3				
	患者安置	擦净药液，协助患者着衣，体位舒适	5	10			
	评价	患者的感受、溻渍的效果等	5				

续表

项目	要求	应得分		扣分	得分	说明
操作后	患者健康指导完善	1	5			
	用物处理	2				
	洗手，脱口罩，记录正确	2				
评价	动作轻巧、稳当，穴位准确	3	5			
	注意节力原则、浸泡效果等	2				
理论提问	回答全面、正确	10	10			
总分		100				

五、敷药法

【定义】

敷药法是将药物敷布于患处或穴位的一种治疗方法，应用时将所需药物研成粉末，加适量赋形剂制成糊状，敷贴患处。

【功效】

缓解因各种疮疡、跌打损伤等病症所引起的局部肿胀、红、热、疼痛，达到通经活络、清热解毒、活血化瘀、消肿止痛等目的。

1. 金黄膏：清热、凉血、解毒、消肿止痛，适用于静脉输液引起的静脉炎。

2. 芒硝：有消肿散结之功效，用于脑水肿、胰腺炎、阑尾炎、盆腔炎、术后腹腔积液等。

3. 膜韧膏：有消肿止痛之功效，用于跌打损伤。

【主治】

静脉炎、各种疮疡、跌打损伤、局部肿胀疼痛、胰腺炎、腹腔积液、盆腔炎、脑水肿、肝硬化腹水、术后腹胀、便秘等病症。

【常用部位】

1. 脐中神阙穴或根据“上病下取，下病上取，中病旁取”的原则，按经络循行走向选择贴敷部位或穴位。

2. 静脉炎者在静脉沿线及损伤局部。

3. 胰腺炎、腹腔积液者在上腹部。

4. 盆腔炎者在少腹部。

5. 脑水肿者在颅脑部位。

【操作要点】

1. 贴敷前清洁局部皮肤，围敷范围超过穴位或患处 2 ～ 3 cm。

2. 根据病灶范围，遵医嘱使用膏药和配制中药，贴敷于患处，以胶布或绷带固定，松紧适宜。

（1）油剂：敷药前，根据敷药面积取大小合适的棉纸或纱布，用油膏刀将药物均匀地平摊于棉纸或纱布上，厚薄适中。敷药时，应将摊好药物的棉纸四周反折后敷于局部，以免药物受热溢出污染衣被，一般隔天换药 1 次。

（2）散剂：根据治疗需要，可在敷药外面进行熨烫，以增强药效，一般隔 1 ～ 2 天换药 1 次。

（3）膏剂：敷药前，先将膏药烤软、搓揉，将药料四周调揉、厚薄均匀，待膏药微凉后即可敷于患部或穴位点。一般 5 ～ 7 天换药 1 次。根据患者病况需要，可在膏药内添加少许丹药（一般在搓揉膏药时加入）。

3. 敷药必须湿度适中、厚薄均匀，厚度一般以 0.2 ～ 0.5 cm 为宜。

4. 换药时应注意创面情况，如见恶化现象者，宜暂停敷药，重新辨证用药。阴疽阴毒者本无痛痒，敷药后若出现痛痒感，为阴毒渐散之征，不宜处理。

【注意事项】

1. 对初起有脓头或成脓阶段的肿疡，宜中间留空隙，围敷四周；乳痈敷药时，可在敷料上剪一缺口，使乳头外露，以免乳汁溢出污染敷料及衣被。

2. 观察局部皮肤及全身情况，敷药后，若出现红疹、瘙痒、水疱等过敏现象时，及时停止使用，并告知医生，配合处理。

3. 对某种药物有皮肤过敏者忌用；脓血腐物较多，或皮肤有湿疹、顽癣者，不宜使用油膏敷贴；癌症并发有皮肤过敏或皮肤破损者不宜使用。

【操作流程】

素质要求	仪表端庄，戴口罩，洗手
评　估	主要临床表现、药物过敏史、敷药部位皮肤情况、体质及心理意识状况与合作程度等
备齐用物	治疗盘、弯盘、外敷中药、生理盐水棉球、镊子、油膏刀（或压舌板）、棉纸或纱布、胶布、绷带，必要时备毛毯、屏风
病员准备	核对姓名、诊断，解释，关闭门窗，取舒适体位，保暖，充分暴露敷药部位，必要时屏风遮挡
清洁皮肤	以生理盐水棉球擦洗局部皮肤上的药迹
观　察	敷药部位有红、肿、痒反应应立即停止，遵医嘱及时处理
敷　药	根据敷药面积，将药物均匀平摊于大小合适的棉纸或纱布上，厚度以0.2～0.5cm为宜，涂布范围应超出病灶2～3cm
包　扎	加纱布，以胶布或绷带固定，松紧适宜
整　理	协助患者着衣、取舒适体位，整理床单位，清理用物
洗手、记录	记录药液名称、敷药部位、舒适度、疗效、患者反应等，签名
评　价	操作熟练、皮肤情况、患者满意度及目标达到程度

【评分标准】

<table>
<tr><th colspan="2">项目</th><th>要求</th><th colspan="2">应得分</th><th>扣分</th><th>得分</th><th>说明</th></tr>
<tr><td colspan="2" rowspan="2">素质要求</td><td>服装、鞋帽整洁，仪表大方，举止端庄</td><td>3</td><td rowspan="2">5</td><td></td><td></td><td></td></tr>
<tr><td>语言柔和恰当，态度和蔼可亲</td><td>2</td><td></td><td></td><td></td></tr>
<tr><td colspan="2">评估</td><td>病室环境，发病部位、症状，药物过敏史，敷药部位的皮肤情况，体质及心理状况等</td><td>10</td><td>10</td><td></td><td></td><td></td></tr>
<tr><td rowspan="5">操作前准备</td><td rowspan="2">护士</td><td>核对医嘱</td><td>2</td><td rowspan="5">25</td><td></td><td></td><td></td></tr>
<tr><td>洗手，戴口罩，备齐用物，放置合理</td><td>5</td><td></td><td></td><td></td></tr>
<tr><td>物品</td><td>治疗盘、弯盘、镊子、棉纸或纱布、胶布、绷带、大黄、芒硝等</td><td>6</td><td></td><td></td><td></td></tr>
<tr><td rowspan="2">患者</td><td>核对姓名、诊断，介绍并解释，患者理解与配合</td><td>6</td><td></td><td></td><td></td></tr>
<tr><td>体位适宜合理，暴露敷药部位，保暖</td><td>6</td><td></td><td></td><td></td></tr>
<tr><td rowspan="7">操作流程</td><td rowspan="2">清洁皮肤</td><td>清洁局部皮肤</td><td>5</td><td rowspan="7">35</td><td></td><td></td><td></td></tr>
<tr><td>观察有无皮肤过敏反应，并及时处理</td><td>5</td><td></td><td></td><td></td></tr>
<tr><td>准备用物</td><td>准备药物，厚度、范围适当</td><td>5</td><td></td><td></td><td></td></tr>
<tr><td rowspan="4">敷药</td><td>敷药方法正确、规范</td><td>5</td><td></td><td></td><td></td></tr>
<tr><td>固定松紧适宜、美观牢固</td><td>8</td><td></td><td></td><td></td></tr>
<tr><td>整理床单位，躺卧舒适</td><td>2</td><td></td><td></td><td></td></tr>
<tr><td>指导注意事项</td><td>5</td><td></td><td></td><td></td></tr>
</table>

续表

<table>
<tr><th colspan="2">项目</th><th>要求</th><th colspan="2">应得分</th><th>扣分</th><th>得分</th><th>说明</th></tr>
<tr><td rowspan="4">操作后</td><td rowspan="2">整理</td><td>整理床单位，合理安排体位</td><td>3</td><td rowspan="4">15</td><td></td><td></td><td></td></tr>
<tr><td>清理用物，归还原处，洗手</td><td>5</td><td></td><td></td><td></td></tr>
<tr><td>评价</td><td>敷药方法、部位正确、皮肤消毒情况、患者感受、目标达到的程度</td><td>5</td><td></td><td></td><td></td></tr>
<tr><td>记录</td><td>按要求记录及签名</td><td>2</td><td></td><td></td><td></td></tr>
<tr><td colspan="2">理论提问</td><td>回答全面、正确</td><td>10</td><td>10</td><td></td><td></td><td></td></tr>
<tr><td colspan="2">合计</td><td></td><td colspan="2">100</td><td></td><td></td><td></td></tr>
</table>

六、中药保留灌肠

【定义】

中药保留灌肠是将中药灌肠液保留在直肠或结肠内，通过黏膜吸收起到治疗作用的一种治疗方法。

【功效】

通过肠黏膜吸收药液，达到清热解毒、攻积导滞、泻下通便、活血调经、祛瘀止痛、凉血消痈、清心除烦、养血安神等功效。

【主治】

1. 高热降温，镇静催眠，排便解毒，术前清洁肠道。

2. 慢性结肠炎、直肠周围脓肿、肠易激综合征等。

3. 慢性盆腔炎、带下病、慢性前列腺炎、慢性肾脏疾病等。

【常用部位】

直肠，结肠。

【操作要点】

1. 了解病变部位，以便掌握灌肠的卧位、压力、肛管插入深度。

2. 插管前认真检查有无痔疮、肛裂等，插管动作要轻柔，以免损伤肠黏膜，嘱患者排空大、小便。

3. 插管中如有腹胀或便意时，嘱深呼吸；如有受阻感，不得强行插入。

4. 药液注入速度应缓慢。注入太快，会刺激肠壁增强蠕动，使药液停留时间过短；注入太慢，药液易凉（尤其冬天），患者不易接受。

5. 灌肠过程中密切观察患者反应，发现异常，立即报告医生及时处理。

6. 灌肠后，嘱患者卧床休息，根据患者情况确定中药保留时间。

【注意事项】

肛门、直肠、结肠等手术后及排便失禁的患者不宜做中药保留灌肠。

【操作流程】

素质要求	仪表端庄，戴口罩，洗手
评　估	主要病情、致病因素、治疗情况；肛周皮肤黏膜、排便情况；患者认知和合作程度；嘱患者排尿，有大便者排空
备齐用物	中药灌肠液、灌肠注射器或灌肠筒、治疗盘、弯盘、肛管、纱布、凡士林、棉签、止血钳、手纸、水温计、橡胶垫及治疗巾（或一次性垫巾）
病员准备	核对姓名、诊断，解释，准备灌肠液200 mL，测温39℃～41℃；患者取左侧卧位，抬高臀部，脱裤，垫橡胶垫、治疗巾，屏风遮挡，保暖，保护隐私
插管前准备	取中药灌肠液，注入灌肠筒，挂在输液架上，移至病员床边（液面离肛管约30 cm）/灌肠注射器抽吸灌肠液
插　管	弯盘置于臀部，润滑肛管前端，排气，夹止血钳，分开臀部，插入肛门15～20 cm，稍停片刻，固定
灌滴药液	松开止血钳，滴入通畅后，调整60～80滴/分；或灌肠注射器连接肛管缓慢推注
观　察	患者反应，药液滴入/注入情况
拔　管	药液注完，用止血钳夹紧肛管，反折肛管末端，用纱布包裹缓缓拔出，置于弯盘内，分离肛管，用手纸轻轻按压肛门，并嘱患者抬高臀部，保留1小时以上
整　理	协助患者平卧、抬高臀部，整理床单位，清洁用物
洗手、记录	记录灌肠液量、灌注过程、时间、患者反应、灌肠后大便次数等，并签名
评　价	操作熟练、灌肠情况、患者满意度及目标达到程度

【评分标准】

<table>
<tr><th colspan="2">项目</th><th>要求</th><th colspan="2">应得分</th><th>扣分</th><th>得分</th><th>说明</th></tr>
<tr><td colspan="2" rowspan="2">素质要求</td><td>服装、鞋帽整洁，仪表大方，举止端庄</td><td>3</td><td rowspan="2">5</td><td></td><td></td><td></td></tr>
<tr><td>语言柔和恰当，态度和蔼可亲</td><td>2</td><td></td><td></td><td></td></tr>
<tr><td colspan="2">评估</td><td>病室环境，主要病情，肛周皮肤黏膜，排便情况，心理意识，认知合作程度</td><td>10</td><td>10</td><td></td><td></td><td></td></tr>
<tr><td colspan="2" rowspan="2">操作前准备</td><td>核对医嘱，洗手，戴口罩</td><td>5</td><td rowspan="2">10</td><td></td><td></td><td></td></tr>
<tr><td>备齐用物，嘱排二便</td><td>5</td><td></td><td></td><td></td></tr>
<tr><td rowspan="11">操作流程</td><td rowspan="4">患者准备</td><td>核对，解释</td><td>2</td><td rowspan="4">15</td><td></td><td></td><td></td></tr>
<tr><td>灌肠液温度适宜</td><td>5</td><td></td><td></td><td></td></tr>
<tr><td>体位正确，垫橡胶垫、治疗巾</td><td>5</td><td></td><td></td><td></td></tr>
<tr><td>暴露肛门，注意保暖和隐私</td><td>3</td><td></td><td></td><td></td></tr>
<tr><td rowspan="7">操作要点</td><td>润滑肛管后止血钳夹紧</td><td>4</td><td rowspan="7">30</td><td></td><td></td><td></td></tr>
<tr><td>插管手法正确、深度适宜</td><td>5</td><td></td><td></td><td></td></tr>
<tr><td>固定肛管，灌入药物，手法正确</td><td>5</td><td></td><td></td><td></td></tr>
<tr><td>注意患者反应及药液注入情况</td><td>4</td><td></td><td></td><td></td></tr>
<tr><td>拔管时无污染、无回流</td><td>4</td><td></td><td></td><td></td></tr>
<tr><td>拔管后观察患者排便等情况</td><td>4</td><td></td><td></td><td></td></tr>
<tr><td>指导注意事项，卧位正确</td><td>4</td><td></td><td></td><td></td></tr>
</table>

续表

项目	要求	应得分		扣分	得分	说明
操作后	整理床单位，用物处理	5	10			
	洗手，脱口罩，记录	5				
评价	动作轻巧、稳当、准确	5	10			
	注意节力原则	5				
理论提问	回答全面、正确	10	10			
总分		100				

七、耳穴埋豆

【定义】

耳穴埋豆是以磁珠、王不留行籽等作为介质，刺激耳郭上的穴位或反应点，通过经络传导，达到防治疾病目的的一种治疗方法。

【功效】

解除或缓解各种急、慢性疾病的临床症状，疏通经络，调节脏腑气血功能，促进机体的阴阳平衡，达到防病治病的功效。

【主治】

1. 各种原因引起的高血压、失眠。
2. 胃痛、腹胀、便秘。
3. 功能紊乱：眩晕、月经不调等。
4. 变态反应性疾病：哮喘等。

【常用穴位】

1. 大肠、小肠、胃、贲门、脾、肺、三焦、内分泌、神门、交感：清热利湿、健脾调胃、理气通便。

2. 神门、皮质下、交感、心、肾：安神。

3. 心、小肠、前列腺：理气、活血、止痛。

【操作要点】

1. 遵医嘱选择耳穴部位，并探查耳穴。

2. 耳穴埋豆期间，教会患者用手定时按压，进行刺激，以加强疗效。

3. 局部皮肤出现红色粟粒样丘疹、对胶布过敏伴有痒感者，可将胶布取下，休息 3 ～ 5 天后再贴；必要时加贴肾上腺穴，或遵医嘱服用氯苯那敏（扑尔敏）等抗过敏药物。

【注意事项】

凡严重心脏病者，有严重器质性疾病和（或）伴有严重贫血者，以及外耳炎症、溃疡、湿疹或皮损者，不宜采用，妊娠妇女、习惯性流产者禁用。

【操作流程】

素质要求	服装、鞋帽整齐，仪表端庄，态度和蔼，语言规范恰当
评　估	主要临床表现、既往史、取穴部位皮肤情况、对疼痛忍耐程度，心理状况，合作程度
洗手、戴口罩	
备齐用物	治疗盘、75%酒精棉球、弯盘、镊子、止血钳、磁珠贴、胶布、探穴棒、棉签等
病员准备	核对姓名、诊断，解释，取舒适体位
定　穴	操作者一手紧拉耳轮后上方，另一手持棉签（探穴棒）由上而下在选区内寻找敏感点（询问患者有无酸胀感，做好标记）
消毒皮肤	再次核对穴位，用镊子持75%酒精棉球消毒所选部位皮肤
埋　豆	用止血钳将磁珠（或王不留行籽）小方块胶布固定在所选的耳穴上，用手按压进行压迫刺激（患者感到酸胀感为“得气”）
按　压	用拇指和食指每日按压3～5次，每次10～15下，产生酸胀、发热的感觉
观　察	耳郭皮肤有无破损、红、肿、热、痛，埋豆有无脱落
健康教育	
整　理	整理床单位，协助病员躺卧舒适，处理用物，物归原处
洗手、记录	记录穴位、方法、开始和结束时间、皮肤情况、疗效，签名
评　价	选穴正确，操作熟练，局部严格消毒，体位合理，患者能够知晓护士告知的事项，对服务满意

【评分标准】

项目		要求	应得分		扣分	得分	说明
素质要求		服装、鞋帽整齐	2	5			
		仪表大方，举止端庄，态度和蔼	3				
操作前准备	护士	对患者评估正确、全面	5	25			
		洗手，戴口罩	2				
	物品	治疗盘、皮肤消毒液、棉球、探穴棒、棉签、镊子、止血钳、胶布、弯盘	6				
	患者	核对姓名、诊断，介绍并解释，患者理解与配合	6				
		体位舒适合理	6				
操作流程	定穴	操作者一手持耳轮后上方	5	45			
		另一手持探穴棒由上而下在选区内找敏感点	10				
	皮肤消毒	再次核对穴位后，用皮肤消毒液擦拭（其范围视耳郭大小而定）	5				
	埋豆	埋豆方法正确	15				
	观察	患者耳郭皮肤、疼痛等不适情况	5				
	起针	符合要求，皮肤有异常时及时处理	5				

续表

项目		要求	应得分		扣分	得分	说明
操作后	整理	整理床单位，合理安排体位	3	15			
		清理用物，归还原处，洗手，用物处理符合要求	5				
	评价	选穴准确，操作熟练，局部严格消毒，体位合理，患者感觉，目标达到的程度	5				
	记录	按要求记录及签名	2				
理论提问		回答全面、正确	10	10			
合计			100				

八、拔罐法

【定义】

拔罐法，古称“角法”，是以罐为工具，利用燃烧热力，排出罐内空气形成负压，使罐迅速吸附在局部皮肤或穴位上，造成局部瘀血现象，达到调节机体经络脏腑的一种操作方法。

【功效】

拔罐法通过在皮肤上吸拔，开泄腠理，使充斥于体内的热毒邪气排出体外，使邪出正复，经络气血得以疏畅，振奋脏腑功能，起到温经散寒、祛风除湿、行气止痛、疏经活血、消肿散结、祛腐拔脓、扶正固本等功效。

【主治】

1. 风寒湿痹、痛证：肩背痛、腰腿痛等。

2. 胃肠疾病：胃脘痛、呕吐、脘腹胀痛、腹痛泄泻等。

3. 肺部疾病：寒咳、哮喘、风寒（风热）感冒所致的高热、头痛等症状。

【常用穴位】

1. 膈俞：理气宽胸，活血通络。

2. 肝俞：疏肝利胆，行气止痛。

3. 脾俞：健脾和胃，利湿升清。

4. 肾俞：益肾助阳，强腰利水。

5. 大肠俞：理气降逆，调和肠胃。

【操作要点】

1. 拔罐时应使患者保持舒适位置，拔罐部位须在平整、肌肉较丰满处，骨骼突出、毛发较多处不宜拔罐。

2. 拔罐前应仔细检查罐口是否光滑，罐体有无裂痕，以免损伤皮肤，或中途罐体破裂、漏气。

3. 根据需拔罐的部位，选择大小适宜的火罐。拔罐动作需稳、准、快，点燃的棉球切勿烧烤罐口，以免烫伤皮肤。

4. 留罐期间，应为患者加盖衣被以免受凉。观察罐内皮肤隆起程度及皮色变化，既要防止吸力不够、火罐脱落而影响疗效，又要避免因拔罐时间过长、吸力过大而出现较大水疱。

5. 起罐后，如局部出现小水疱，不必处理，可自行吸收。如水疱较大，消毒局部皮肤后，用注射器吸出液体，覆盖消毒敷料。

【注意事项】

凡高热抽搐，癫狂；皮肤过敏、溃烂处，水肿及大血管

处；以及孕妇的腹部、腰骶部均不宜拔罐。

【操作流程】

素质要求	仪表大方，举止端庄，语言温柔，态度亲切
评　估	主要临床表现、既往史，拔罐部位的皮肤情况、对疼痛耐受程度、心理状况及合作程度
洗手、戴口罩	
备齐用物	治疗盘、火罐（玻璃罐、竹罐、陶罐等）、止血钳、95%酒精棉球、火柴、小口瓶、棉签、纱布，必要时备毛毯、屏风等
病员准备	核对姓名、诊断，解释，取合适体位，衣着松开，暴露确定穴位，注意保暖
定　穴	核对穴位、部位、拔罐方法
点　火	闪火法：检察罐口无缺损裂缝，左手拿火罐，右手持止血钳夹95%酒精棉球，伸入罐内中下段，绕1~2圈后迅速抽出
拔　罐	坐罐：迅速将罐口吸附在选定部位（穴位）上不动，待吸牢后撤手，将火种稳妥投入小口瓶以防复燃，留罐5~10分钟
观　察	随时检查罐口吸附情况，以局部皮肤呈紫红色为宜，患者疼痛或过紧应及时起罐
起　罐	右手夹持罐体，左手拇指按压罐口皮肤，使空气进入罐内，即可顺利起罐
整　理	协助患者着衣，合理安排体位，整理床单位。使用过的物品及器具进行浸泡消毒后归还原处，洗手
洗手、记录	记录拔罐部位、方法、时间、患者感受、效果，并签名
评　价	拔罐穴位、方法、准确度、局部皮肤吸附力是否达到要求，体位舒适，室温适宜，患者生理、心理感受，目标达到程度

【评分标准】

项目		要求	应得分		扣分	得分	说明
素质要求		服装、鞋帽整齐	5	10			
		仪表大方，举止端庄，态度和蔼	5				
操作前准备	护士	对患者评估正确、全面	5	25			
		洗手，戴口罩	2				
	物品	治疗盘、止血钳、火罐、纱布、棉签、95%酒精棉球火柴、小口瓶	6				
	患者	核对姓名、诊断，介绍并解释，患者理解与配合	6				
		体位舒适合理，暴露拔罐部位，保暖	6				
操作流程	定位	再次核对，检查罐口有无损坏	5	35			
	拔罐	酒精棉球干湿适当	5				
		点燃后，明火在罐内中下段环绕，不烧罐口	5				
		准确扣在已经选定的部位，罐内形成负压，吸附力强，点燃的明火稳妥、迅速地投入小口瓶	10				
	观察	随时检查火罐吸附情况，局部皮肤红紫的程度，皮肤有无烫伤或小水疱；留罐时间5～10分钟，询问患者的感觉	5				
	起罐	起罐方法正确	5				

续表

<table>
<tr><th colspan="2">项目</th><th>要求</th><th colspan="2">应得分</th><th>扣分</th><th>得分</th><th>说明</th></tr>
<tr><td rowspan="4">操作后</td><td rowspan="2">整理</td><td>整理床单位，合理安排体位</td><td>3</td><td rowspan="4">15</td><td></td><td></td><td></td></tr>
<tr><td>清理用物，归还原处，洗手；火罐处理符合要求</td><td>5</td><td></td><td></td><td></td></tr>
<tr><td>评价</td><td>拔罐部位准确、操作熟练、皮肤情况、局部皮肤吸附力、患者感觉、目标达到的程度</td><td>5</td><td></td><td></td><td></td></tr>
<tr><td>记录</td><td>按要求记录及签名</td><td>2</td><td></td><td></td><td></td></tr>
<tr><td colspan="2">技能熟练</td><td>操作熟练，拔罐部位方法正确，手法稳、准、快</td><td>5</td><td rowspan="2">15</td><td></td><td></td><td></td></tr>
<tr><td colspan="2">理论提问</td><td>回答全面、正确</td><td>10</td><td></td><td></td><td></td></tr>
<tr><td colspan="2">合计</td><td></td><td colspan="2">100</td><td></td><td></td><td></td></tr>
</table>

注：若有皮肤烫伤，衣裤等被烧坏均为不合格。

九、刮痧法

【定义】

刮痧法又称“挑痧”，是用边缘钝滑的器具（牛角刮板），在患者体表一定部位反复刮动，使其局部皮下出现瘀斑或痧痕的一种技术操作。

【功效】

刮痧法通过在皮肤上反复刮动，使脏腑秽浊之气通达于外，促使周身气血通畅，达到疏通腠理、醒脑救厥、清热解表、健脾和胃、行气止痛等功效。

【主治】

1. 痧症：多发生在夏秋两季，微热形寒，头昏、恶心、呕吐，胸腹或胀或痛，甚则上吐下泻，多起病突发。

2. 中暑，降温。

3. 其他病症如落枕、肩周炎、腰肌劳损等。

【常用穴位】

1. 颈背部：疏通腠理、清热解表、逐邪外出。

2. 眉心、太阳穴：醒神救厥。

3. 双侧曲池、合谷：健脾和胃、行气止痛。

【操作要点】

1. 刮痧的器具边缘必须光滑、圆钝，若有破损或毛糙，不得使用，以免刮破皮肤。

2. 刮痧疗法的体位可根据需要而定，一般有仰卧、俯卧、仰靠、俯靠等，以患者舒适为度。

3. 操作时，应取单向刮动，用力均匀，轻重以患者能忍受为度，以皮肤呈现红、紫色痧点为宜。背部、腰腹部刮痧时应注意不要过多暴露，以免受凉。

4. 刮痧的条数多少，应视具体情况而定，一般每处刮 2 ～ 4 条，每条长 2 ～ 3 寸即可。

5. 刮痧过程中，应观察患者面色、脉象、汗出等情况，如有异常，应立即停止操作，及时处理。

6. 刮痧后注意保暖，卧床休息。饮食宜清淡，忌食生冷油腻之品。

【注意事项】

1. 勿在患者过饥、过饱、过度紧张的情况下进行刮痧。

2. 刮痧过程中询问患者感受，如头晕目眩、面色苍白、恶心欲呕、出冷汗、心慌、四肢发凉等应立即停止，结束 3 小时后方可沐浴。

3. 有出血倾向的患者、急性传染病的患者、危重心脏病的患者、新发生骨折的患处、恶性肿瘤术后患者、年老体弱患者、妊娠妇女腹部等禁忌操作。

【操作流程】

素质要求	仪表大方，举止端庄，态度和蔼
评　估	主要临床表现、既往史、刮痧部位皮肤情况、对疼痛的耐受程度、心理状况及合作程度等
备齐用物	治疗盘、刮具（如牛角刮板等），治疗碗内盛少量清水
病员准备	核对姓名、诊断，解释，体位舒适合理，暴露刮痧部位，保暖
定 位	再次核对，明确刮痧部位
刮 痧	检查刮具边缘有无缺损，蘸湿刮痧具在选定部位从上至下、单一方向刮擦，禁用暴力，如皮肤干涩，随时蘸湿再刮，直至皮肤红紫
观　察	随时观察局部皮肤及病情变化，询问患者有无不适。如发现异常，应立即停止刮痧，取平卧位，报告医生，配合处理
整　理	清洁局部皮肤，保暖；整理床单位，合理安排体位；清洁用物，归还原处，洗手
洗手记录	记录刮痧部位、方法、时间、患者感受、效果，并签名
评　价	刮法部位正确，操作熟练，刮出痧点，皮肤情况，患者感受，目标达到程度

【评分标准】

项目		要求	应得分		扣分	得分	说明
素质要求		服装、鞋帽整洁	5	10			
		仪表大方，举止端庄，态度和蔼	5				
操作前准备	护士	对患者评估正确、全面	5	25			
		洗手，戴口罩	2				
	物品	治疗盘，刮具（如牛角刮板等），治疗碗内盛少量清水	6				
	患者	核对姓名、诊断，介绍并解释，患者理解与配合	6				
		体位舒适合理，暴露刮痧部位，保暖	6				
操作流程	定位	再次核对，明确刮治部位	5	35			
	手法	刮治手法运用正确	10				
		刮治方向符合要求	5				
		刮至局部皮肤出现发红或红紫色痧点，刮治时间合理	5				
	观察	观察局部皮肤及病情变化，询问患者有无不适	5				
	刮毕	清洁局部皮肤，保暖	5				
操作后	整理	整理床单位，合理安排体位	3	15			
		清理用物，归还原处，洗手	5				
	评价	刮法部位准确、操作熟练、刮出痧点、皮肤情况、患者感受、目标达到的程度	5				
	记录	按要求记录及签名	2				
技能熟练		操作正确、熟练，运用刮法正确，用力均匀	5	15			
理论提问		回答全面、正确	10				
合计			100				

注：刮破皮肤，扣 20 分。

十、烫熨法

【定义】

烫熨法是将中药或其他物品（盐、沙石等）加热后在人体局部或一定穴位，适时来回移动或回旋运转，来达到治疗的一种技术操作。

【功效】

利用温热之力，将药性通过体表毛窍透入经络、血脉，从而达到温经通络、活血行气、散热止痛、祛瘀消肿之功效。

【主治】

多用于慢性虚寒性胃痛、腹泻、癃闭、痿痹瘫痪、筋骨疼痛，以及肾阳不足、耳鸣头晕等病症。

【常用部位】

胃脘部，腹部，背俞穴，督脉等。

【操作要点】

1. 烫熨温度适宜，不宜超过 70℃，年老、婴幼儿及感觉障碍者，温度不宜超过 50℃，以免烫伤。

2. 烫熨时由上而下、由右至左。开始时用力要轻，速度要快，待烫熨袋温度降低后可增加用力，减慢速度。

3. 在烫熨的过程中随时移动药袋，用力均匀，来回推熨。烫熨袋的热度不够时，及时加热。

4. 烫熨时间 15 ～ 30 分钟，随时询问患者对热感的反应，观察局部皮肤情况，防止烫伤。

【注意事项】

身体大血管处，皮肤损伤早期、溃疡、炎症、水疱等禁

用烫熨。麻醉未清醒者，腹部包块性质不明，以及孕妇腹部、腰骶部，局部无知觉处或反应迟钝者不宜烫熨。

【操作流程】

素质要求	服装、鞋帽整洁，仪表端庄，态度和蔼，语言规范恰当
医嘱核对	双人核对，签名
评 估	主要临床表现、既往史、药物过敏史、体质及药熨部位的皮肤情况，对疼痛的耐受程度，心理状况及合作程度等
洗手、戴口罩	
备齐用物	治疗盘、药熨袋（遵医嘱配置中药，或盐、沙石）、凡士林、烤箱、毛毯，必要时备屏风
病员准备	核对姓名、诊断，解释，排空小便，关闭门窗，充分暴露药熨部位，保暖，必要时屏风遮挡
定 位	遵医嘱确定药熨部位
药 熨	将配制的药熨袋在加热后置于布套内（烤箱内加热，温度以手背能耐受为宜）；局部涂凡士林，将药袋置于药熨部位（或相应穴位，以患侧为主）熨敷。随时移动药袋，用力均匀来回推熨，时间15～30分钟
观 察	药熨过程中及时观察病情变化，如有不适，立即停止操作，报告医生处理
整 理	药熨完毕，协助患者着衣，安排舒适体位，整理床单位；用物处理
洗手、记录	记录部位、方法、时间、患者感受、效果，并签名
评价	药熨方法是否正确，患者感受，目标取得的效果

【评分标准】

项目		要求	应得分		扣分	得分	说明
素质要求		服装、鞋帽整洁	5	10			
		仪表大方，举止端庄，态度和蔼	5				
操作前准备	护士	对患者评估正确、全面	5	25			
		洗手、戴口罩	2				
	物品	治疗盘、药熨袋（遵医嘱配制中药，或盐、沙石）、凡士林、烤箱、毛毯，必要时备屏风	6				
	患者	核对姓名、诊断，介绍并解释，患者配合与理解	6				
		体位舒适、合理，暴露药熨部位，保暖	6				
操作流程	定位	再次核对，确定药熨部位	5	35			
	药熨	操作手法规范，用力得当	15				
		温度适宜	5				
	观察	病员对热感的反应	4				
		局部皮肤情况，及时发现、处理意外	3				
		药熨时间一般 15 ～ 30 分钟，每天 1 ～ 2 次，药冷可再次加热复用	3				
操作后	整理评价	协助患者着衣，安排舒适体位，整理床单位	3	15			
		清理用物，物归原处，洗手	5				
	评价	药敷部位准确、操作熟练、皮肤情况、局部皮肤吸附力、患者感觉、目标达到程度	5				
	记录	按要求记录及签名	2				

续表

项目	要求	应得分		扣分	得分	说明
技能熟练	动作轻巧、稳当、准确	2	15			
	注意节力原则	3				
理论提问	回答全面、正确	10				
合计		100				

十一、中药贴敷法

【定义】

中药贴敷是将所需的药物研成粉，加赋形剂（水或醋、黄酒、红花油等）适量制成糊状敷布于患处或穴位；或使用膏贴等敷于患者体表局部或穴位上，药物通过皮肤腠理、毛孔、穴位、经脉而达到治疗作用的一种技术操作。

【功效】

1. 将药物贴敷于特定穴位，通过经络的传导和调整，改善经络气血的运行及五脏六腑的生理功能，从而达到以肤固表、以表托毒、以经通脏、以穴驱邪和扶正强身之功效。

2. 保护疮面，避免外来刺激和毒邪感染。药物通过皮肤腠理、毛孔，可达到通经活络、清热解毒、活血化瘀、消肿止痛等作用。

【主治】

1. 适用于脾胃虚寒之脘腹冷痛、肺寒哮喘、虚寒性泄泻、月经失调、子宫脱垂、婴幼儿泄泻、遗尿等病症。

2. 肝硬化腹胀的辅助治疗、促进腹部术后肠蠕动、老年性便秘。

3. 痈、疽、疖、疔等病症。

4. 各种皮肤破损形成疮疡者。

【常用部位】

根据“上病下取，下病上取，中病旁取”的原则，按经络循行走向选择贴敷部位或穴位。

【操作要点】

1. 所需中草药加适量赋形剂，辗磨调成糊状，干湿适中。若药物质体较干，需经常用水、醋、药汁、酒等进行湿润。

2. 敷药必须湿度适中，厚薄均匀，一般以 0.2 ～ 0.5 cm 适宜。

3. 贴敷前清洁局部皮肤，围敷范围超过穴位或患处 2 ～ 3 cm。

4. 换药时应注意创面情况，如见恶化现象，宜暂停敷药，重新辨证用药。阴疽阴毒者本无痛痒，敷药后若出现痛痒感，为阴毒渐散之征，不宜处理。

5. 观察敷贴部位有无红、肿、痒、痛等情况，一旦发现应停止用药。

【注意事项】

1. 根据病症选用不同功效的膏药，烘烤膏药以膏药柔软化开，但不烫手、不外溢为度，以免烫伤皮肤。

2. 含有麝香、丁香等辛散药物的膏药，不宜多烤，以免减低药效。

3. 肿疡初起、肿块局限者，宜用消散药。阳证不能用热性药贴敷，以免助长火毒；阴证不能用寒性药贴敷，以免湿寒凝滞不化。

4. 皮肤过敏者，脐及脐周皮肤有破损、炎症及疥疮者不

宜使用。

【操作流程】

素质要求	服装、鞋帽整洁，仪表端庄，态度和蔼，语言规范恰当
评 估	患者主要病情、既往史、药物过敏史、贴药部位的皮肤情况、体质、心理意识状态、认知及合作程度
洗手、戴口罩	
备齐用物	治疗盘、药物、生理盐水棉球、棉签、弯盘、镊子、纱布、棉垫、油膏刀，必要时备酒精灯、火柴、胶布、剪刀、松节油等
病员准备	核对（姓名、诊断），解释，取适宜体位，暴露贴敷部位，注意保暖，必要时屏风遮挡
定 位	确定贴药部位
清洁皮肤	揭去原来的贴药，擦净残余药物；清洁皮肤，剃去较长的毛发，范围应大于膏药面积
观 察	观察局部皮肤，如有丘疹、水疱、红、瘙痒等过敏反应，停止使用，及时处理
药物准备	根据病灶范围，使用膏药和配制中药
用 药	贴药：先用背面（布面或纸面）接触患者的皮肤，当患者感觉不烫时，再将膏药贴于患处 敷药：根据敷药面积，将药物均匀平摊于棉垫或纱布上，厚度以0.2～0.5cm为宜，范围超过病灶2～3cm，加以固定
整 理	协助患者着衣，安置舒适体位，整理床单位，处理用物，物归原处
健康宣教	
洗手、记录	根据医嘱详细记录贴敷部位、皮肤等情况，并签名
评 价	操作熟练、皮肤情况、患者满意度及目标达到程度

【评分标准】

项目		要求	应得分		扣分	得分	说明
素质要求		服装、鞋帽整洁，仪表大方，举止端庄	3	5			
		语言柔和恰当，态度和蔼可亲	2				
评估		病室环境，发病部位，症状，药物过敏史，敷药部位的皮肤情况，体质及心理状况等	10	10			
操作前准备		核对医嘱	2	5			
		洗手，戴口罩，备齐用物，放置合理	3				
操作流程	患者准备	核对，解释	5	15			
		根据用药部位，采取适当体位	5				
		暴露用药部位，注意保暖，保护隐私	5				
	操作要点	清洁局部皮肤，必要时剃去较长毛发，范围大于贴药面积	5	35			
		观察有无皮肤过敏反应，并及时处理	5				
		准备药物，厚度、范围适当	7				
		贴敷药正确	7				
		固定松紧适宜，美观牢固	4				
		整理床单位，躺卧舒适	2				
		指导注意事项	5				

续表

项目	要求	应得分		扣分	得分	说明
操作后	正确用物处理	5	10			
	洗手，脱口罩，记录	5				
评价	动作轻巧、稳当、准确	5	10			
	用药方法、部位均正确，患者感受、用药效果	5				
理论提问	回答全面、正确	10	10			
总分		100				

十二、艾条灸法

【定义】

艾条灸法是用纯净的艾绒制成的艾条，烧灼或熏烤体表穴位或患部，使局部产生温热或轻度灼痛的刺激，达到防病治病目的的一种技术操作。艾条灸一般分为温和灸、回旋灸、雀啄灸和实按灸四种。

【功效】

具有温经通络、行气活血、消瘀消肿、祛湿散寒、补气固本、回阳救逆之功效。

【主治】

1. 虚寒性疾患，如脾胃虚寒型胃痛、脾虚型腹泻和虚脱、虚寒型痛经等。

2. 颈椎病、腰椎间盘突出症、肩周炎、腰腿痛、膝关节骨关节炎。

3. 急性腹痛及未溃破之疖肿。

【常用穴位】

1. 风池、风府、大椎、肩井：颈椎病。

2. 肩髎、肩髃、天宗、巨骨：肩周炎。

3. 腰眼、腰夹脊、环跳、承山：腰腿痛。

4. 血海、阴陵泉、阴谷、委阳：膝关节骨关节炎。

5. 中脘、内关、足三里：脾胃虚寒型胃痛。

6. 天枢、神厥、足三里、肾俞、脾俞：脾虚型腹泻。

7. 百会、神阙、涌泉：虚脱、四肢厥逆。

8. 关元、中级、三阴交、足三里：虚寒型痛经。

【操作要点】

1. 取合适体位，暴露施灸部位，注意保暖。

2. 施灸部位，宜先上后下，先灸头顶、胸背，后灸腹部、四肢。

3. 在施灸过程中，随时询问患者有无灼痛感，以调整距离，防止烧伤，并观察病情变化及有无不适。

4. 施灸中应及时将艾灰弹入弯盘，防止灼伤皮肤。

5. 施灸完毕，立即将艾条插入小口瓶，熄灭艾火。

【注意事项】

凡属实热证或阴虚发热者，不宜施灸；颜面部、大血管处、孕妇腹部及腰骶部不宜施灸；过饥、过饱、过劳、醉酒等情况下避免施灸；昏迷、感觉障碍、糖尿病出血性疾病禁灸。

【操作流程】

素质要求	服装、鞋帽整洁，仪表端庄，态度和蔼，语言规范恰当
评　估	主要病情、既往史、艾灸部位及周围皮肤情况、对疼痛耐受程度、心理意识状态、认知及合作程度
洗手、戴口罩	
备齐用物	治疗盘、艾条、火柴、药碗（加水）、小口瓶，必要时备艾灸盒、屏风
病员准备	核对姓名、诊断，解释、取体位（舒适、合理），暴露艾灸部位，注意保暖
定　位	再次核对，确定艾灸部位及施灸方法
施　灸	手持艾条，将艾条点燃的一端对准施灸穴位（或将点燃的艾条置于艾灸盒内，再将艾灸盒置于灸疗部位），选用正确施灸方法，使患者感到温热但无灼痛为度，随时弹去艾灰，灸至局部皮肤红晕
观　察	局部皮肤有无肿、痛，患者有无胸痛、呛咳等不适，有无艾灰脱落（及时除掉艾灰）
灸　毕	将艾条放入小口瓶中（彻底熄灭），清洁局部皮肤
整　理	整理床单位，协助患者躺卧舒适，处理用物，物归原处
健康宣教	
洗手、记录	记录艾灸部位、方法、时间、患者反应、皮肤情况、疗效、签名
评　价	施灸部位准确，操作熟练，皮肤情况，患者能够知晓护士告知的事项，对服务满意

【评分标准】

项目		要求	应得分		扣分	得分	说明
素质要求		仪表大方，举止端庄，态度和蔼	5	10			
		服装、鞋帽整齐	5				
操作前准备	护士	对患者评估正确、全面	5	25			
		洗手，戴口罩	2				
	物品	治疗盘，艾条，火柴，弯盘，小口瓶，必要时备艾灸盒，屏风	6				
	患者	核对姓名、诊断，介绍并解释，患者理解与配合	6				
		体位舒适合理，暴露施灸部位，保暖	6				
操作流程	定位	再次核对，明确腧穴部位及施灸方法	5	35			
	施灸	点燃艾条，灸法正确	10				
		艾条与皮肤距离符合要求	2				
		及时除掉艾灰	5				
		艾条灸至局部皮肤稍起红晕，施灸时间合理	5				
	观察	观察局部皮肤及病情，询问患者有无不适	5				
	灸毕	灸后艾条彻底熄灭，清洁局部皮肤	3				

续表

项目		要求	应得分		扣分	得分	说明
操作后	整理	整理床单位，合理安排体位	3	15			
		清理用物，归还原处，洗手；艾条处理符合要求	5				
	评价	施灸部位准确、操作熟练、皮肤情况、患者感觉、目标达到的程度	5				
	记录	按要求记录及签名	2				
技能熟练		操作熟练、轻巧；运用灸法正确	5	15			
理论提问		回答全面、正确	10				
合计			100				

注:（1）艾条灸方法常用者有温和灸、雀啄灸、回旋灸、实按灸。（2）若有艾灸火脱落烧伤皮肤，烧坏衣被均为不合格。

十三、穴位按摩

【定义】

穴位按摩又称推拿法，是在中医基本理论指导下，运用各种手法（按、摩、推、拿、揉、捏、颤、打等法）作用于人体局部穴位，通过局部刺激，可疏通经络、调节机体抗病能力，从而达到防病治病、保健强身目的的一种技术操作。

【功效】

穴位按摩是通过局部刺激、疏通经络，达到调节阴阳、补虚泻实、消积除满、疏经活血，止逆、止吐、止痛等功效。

【主治】

1. 头痛，眩晕，失眠，高血压。

2. 鼻塞、鼻炎等鼻部疾病。

3. 目赤肿痛，视物模糊，眼睑瞤动。

4. 牙痛，口腔炎，口歪，慢性咽炎，急性扁桃体炎，咽喉肿痛等。

5. 经闭，滞产。

6. 腰痛，肩臂痛，上肢麻痹，半身不遂。

7. 腹痛，腹胀，便秘，腹泻，腹腔积液，肠麻痹，消化不良，恶心等。

8. 下肢痿痹，癫狂，中风。

9. 心悸，气短，心律失常。

10. 小儿惊风。

【常用穴位】

1. 印堂穴：醒脑，祛除头痛，通血络。

2. 阳白穴：清头明目，祛风泄热。

3. 太阳穴：解除疲劳，振奋精神，止痛醒脑。

4. 迎香穴：祛风通窍，理气止痛。

5. 合谷穴：调经气，和胃腑，平复呃逆，补气固脱，益气回阳，补气安神。

6. 百会穴：调节机体阴阳平衡，醒脑开窍，安神定志，升阳举陷，通督定痫。

7. 足三里穴：调理脾胃，补中益气，通经活络，疏风化湿，扶正祛邪。

8. 涌泉穴：散热生气。

9. 人中穴：急救昏厥要穴。

10. 天枢穴：益气健脾。

11. 委中穴：行气止痛。

12. 内关穴：保护心脏。

13. 尺泽穴：散热去痛。

14. 中脘穴：疏肝理气，健脾和胃。

【操作要点】

1. 操作前应修剪指甲，以防损伤患者皮肤。

2. 根据患者的症状、发病部位、年龄及耐受性，选用适宜的手法和刺激强度进行按摩，手法运用正确，压力、频率摆动幅度均匀，时间合理。

3. 在行腰腹部按摩前嘱患者排空二便。

4. 操作过程中观察患者对手法的反应，若有不适，应及时调整手法或停止操作，以防发生意外。

【注意事项】

凡各种出血性疾病、感染、急性传染病患者及妇女月经期、孕妇腰腹部、皮肤破损及瘢痕等部位、骨折早期等禁止按摩。

【操作流程】

素质要求	服装、鞋帽整洁，仪表大方，举止端庄，态度和蔼，语言规范
评　估	主要临床表现情况、既往史、穴位按摩部位皮肤情况、对疼痛耐受程度，心理状况及合作程度
洗手、戴口罩	护士指甲符合要求
病员准备	核对（姓名、诊断），解释，取体位（舒适、合理），暴露按摩部位，注意保暖
定　位	核对、准备选择腧穴部位及推拿手法，在选区内寻找敏感点（询问患者有无酸胀感）
按　摩	对确定的手法运用正确，操作时压力、频率摆动幅度均匀，动作灵活，按摩时间合理
观　察	随时询问患者对手法治疗的反应，及时调整手法
整　理	整理床单位，合理安置体位，清理用物，归还原处
健康宣教	
洗手、记录	根据医嘱记录实施穴位按摩后的客观情况，并签名
评　价	取穴正确，操作熟练，所选穴位与手法，患者能够知晓护士告知的事项、对服务满意

【评分标准】

项目		要求	应得分		扣分	得分	说明
素质要求		仪表大方，举止端庄，态度和蔼	5	10			
		服装、鞋帽整洁	5				
操作前准备	护士	对患者评估正确、全面	5	25			
		洗手，戴口罩	2				
		指甲符合要求	6				
	患者	核对姓名、诊断，介绍并解释，患者理解与配合	6				
		体位舒适合理，暴露按摩部位、保暖	6				
操作流程	定位	再次核对，准确选择腧穴部位及推拿手法	10	35			
	手法	根据手法要求和腧穴部位的不同，正确运用	10				
		用力均匀，禁用暴力，推拿时间合理	10				
	观察	随时询问患者对手法的反应，及时调整或停止操作	5				
操作后	整理	整理床单位，合理安排体位	3	15			
		清理用物，归还原处，洗手	3				
	评价	取穴准确，所选穴位与手法，患者感受及目标达到的程度	7				
	记录	按要求记录及签名	2				

续表

项目	要求	应得分		扣分	得分	说明
技能熟练	操作正确、熟练，运用手法正确，用力均匀	5	15			
理论提问	回答全面、正确	10				
合计		100				

注：若损伤皮肤，扣20分。

十四、毫针刺法

【定义】

毫针刺法是在中医基本理论指导下，将金属制成的针，运用各种手法刺入穴位，以刺激人体腧穴，作用于经络、脏腑，达到防病治病的目的。

【功效】

通过其疏通经络，调整脏腑气血功能，促进机体的阴阳平衡，解除或缓解各种急、慢性疾病的临床症状，达到防病治病的目的。

【主治】

针刺的适应证非常广泛，内、外、妇、儿等各科都可采用，根据不同的病症选用相应部位的穴位，多用于疼痛性病症、功能失调性病症及某些急性病症。

【常用穴位】

1. 休克、虚脱、高热惊厥：立即针刺人中、十宣、内关、合谷。

2. 发热：主穴（大椎、曲池）；配穴（风池、太阳、合谷、少商、十宣）。一般可选1～2个穴位。

3. 头痛：前额痛（印堂、太阳、合谷、列缺）；头顶痛（百会、太冲、风池）；偏头痛（太阳、合谷、头维、风池、外关）。

4. 牙痛：主穴（下关、颊车、合谷）；配穴（太阳、内庭、外关）。

5. 腹痛：胃脘痛（中脘、内关、足三里、脾俞、胃俞）；下腹痛（天枢、气海、三阴交、足三里）；绕脐痛（天枢、关元、足三里）。

6. 腰背痛：肾俞、委中。

7. 镇静安神：神门、内关、足三里、三阴交。

8. 调理脾胃：足三里、脾俞、胃俞、肾俞、大肠俞、天枢、中脘。

9. 止呕：内关、中脘、胃俞、足三里。

10. 癃闭：关元、气海、三阴交、中极。

【操作要点】

1. 消毒进针部位后，按腧穴深浅和患者胖瘦，选取合适的毫针，检查针柄是否有松动，针身和针尖是否弯曲带钩。

2. 术者手指消毒，根据针刺部位选择相应的进针方法，正确进针。

3. 患者产生“酸、麻、重、胀”等感觉或向远处传导，即为“得气”，得气后调节针感、留针。

4. 行针刺治疗时随时观察患者面色、汗出情况，并询问患者感觉。患者如诉头晕、恶心、面色苍白或头部汗出，即为“晕针”，应立即取针，扶患者平卧，喝些热开水，片刻即可缓解。若症状较重，应报告医生处理。

5. 起针时一手按压针刺周围皮肤，一手持针柄慢慢捻动，将针尖退至皮下，迅速拔出，随即用无菌干棉球轻压针孔片刻，防止出血，检查针数，以防遗漏。

【注意事项】

1. 饥饿、疲劳、精神过度紧张者不宜立即进行针刺，严格执行无菌操作，注意保暖。

2. 遵医嘱准确取穴，正确运用进针方法、进针角度、深度，勿将针身全部刺入，防止折针；刺激强度因人而异，急性病、体质强者宜强刺激，慢性病、体质弱者宜弱刺激。

3. 皮肤有感染、溃疡、瘢痕或肿瘤的部位及有自发性出血，或损伤后出血不止的患者不宜针刺；对胸、胁、腰、背脏腑所居之处的腧穴，不宜直刺、深刺。

4. 起针时要核对穴位及针数，以免毫针遗留在患者身上。

5. 妇女妊娠 3 个月者不宜针刺小腹部的腧穴，妊娠 3 个月以上者腹部、腰骶部腧穴也不宜针刺。三阴交、合谷、昆仑等一些通经活血的腧穴，在妊娠期亦应予禁刺。

【操作流程】

素质要求	服装、鞋帽整洁，仪表端庄，态度和蔼，语言规范恰当
评 估	病室环境，主要临床表现，既往史，取穴部位的皮肤，对疼痛的耐受程度，进餐情况，心理状况及合作程度
洗手、戴口罩	
备齐用物	治疗盘、毫针、安尔碘、棉签、干棉球、镊子、弯盘，必要时备毛毯、屏风
病员准备	核对，解释，取合理体位，嘱排尿，松开衣着，按腧穴选择合理的体位，垫枕，暴露针刺部位，注意保暖和隐私
定 穴	按医嘱取穴，先用拇（食）指循经按压腧穴，询问患者感觉，以校准穴位
消毒皮肤	局部（穴位）用安尔碘消毒，直径大于5cm，术者用安尔碘消毒手指
选择毫针	按腧穴的深浅和患者体质选择毫针以调节针感，检查针柄是否松动，针尖有无弯曲、带钩等情况，清点针数
进 针	左手拇（食）指端按在腧穴旁边，右手拇、食、中指持针柄近针根处对准腧穴快速刺入表皮后缓慢捻转进针（直刺90°，斜刺45°，横刺15°）
行 针	通过提插捻转毫针以调节针感，有酸麻胀重感即为“得气”，用补泻手法调节针感，留针10～20分钟
观 察	询问患者有无不适，防晕针、滞针、折针等
起 针	一手捻动针柄，另一手拇（食）指按压针孔周围皮肤，将针退至皮下，迅速拔出，用干棉球压针孔片刻，防止出血，检查针数防遗漏
整 理	整理床单位，协助着衣，舒适卧位，清理物品
洗手、记录	根据医嘱要求，详细记录实施毫针治疗后的客观情况，并签名
评价	取穴正确，操作熟练，所选穴位与手法，患者能够知晓护士告知的事项、对服务满意

【评分标准】

项目		要求	应得分		扣分	得分	说明
素质要求		服装、鞋帽整洁	3	5			
		仪表大方，举止端庄，态度和蔼	2				
操作前准备	护士	对患者评估正确、全面	5	20			
		洗手，戴口罩	3				
	物品	治疗盘、毫针、安尔碘、棉签、干棉球、镊子、弯盘，必要时备毛毯、屏风	6				
	患者	核对姓名、诊断，介绍并解释，嘱排尿，患者配合与理解	3				
		体位舒适、合理，暴露针刺部位，保暖	3				
操作流程	定位	遵医嘱选择穴位，先用拇（食）指循经按压腧穴，询问患者感觉反应，以校准穴位	5	45			
	消毒	消毒局部（穴位）皮肤及操作者手指	5				
	进针	选择适宜毫针，检查毫针及清点针数，进针手法正确	10				
	行针	有酸、麻、胀、重感觉即为“得气” 用补泻手法调节针感，留针 10～20 分钟	10				
	观察	有无针刺意外（晕针、弯针、滞针、折针、血肿、气胸等）	5				
	起针	起针手法正确，用干棉球轻压针孔片刻，防出血，核对针数，防遗留	10				

续表

项目		要求	应得分		扣分	得分	说明
操作后	整理评价	协助患者着衣，安排舒适体位，整理床单位	3	15			
		清理用物，物归原处，洗手	5				
	评价	针刺部位准确、操作熟练、皮肤情况、患者感觉、目标达到程度	5				
	记录	按要求记录及签名	2				
技能熟练		动作轻巧、稳当、准确	2	15			
		持、进、运针方法正确，穴位正确	3				
理论提问		回答全面、正确	10				
合计			100				

十五、贴药法

【定义】

贴药法是将药物贴敷于患者体表局部或穴位上的一种操作方法，其剂型有膏贴、饼贴、叶贴、皮贴、花贴、药膜贴等。

【功效】

缓解或消除各种疮疡疔肿、跌打损伤、慢性咳喘、慢性腹泻等病症的临床症状，达到活血化瘀、消胀利尿、消肿止痛、行气消痞、托脓去腐的目的。

【主治】

适用于内、外、妇、儿、骨伤科等多种疾病，如疔肿、疮疡、咳喘、胸痹、偏头痛、口眼歪斜、癥瘕积聚、跌打损伤、腰腿酸痛、妇女月经不调、带下、痛经、产后瘀血、腹痛、肝硬化腹水、术后腹胀、便秘等病症。

【常用部位】

脐中神阙穴或根据“上病下取，下病上取，中病旁取”的原则，按经络循行走向选择贴药部位或穴位。

【操作要点】

1. 根据病变部位选择大小合适的膏药，根据病症选用不同功效的膏药。

2. 厚型贴药适用于病位在里或肿疡，宜少换；薄型贴药适用于病位浅表或溃疡，宜勤换。

3. 贴药前清洁局部皮肤，范围大于膏药面积。

4. 贴药时先用背面（布面或纸面）接触患者的皮肤，当患者感受不烫时，再将膏药贴于患处。固定松紧适宜。

5. 揭下膏药后，局部皮肤可用松节油擦拭干净。

【注意事项】

1. 烘烤膏药应逐渐加温，以膏药柔软化开，不烫手不外溢为度。

2. 含有麝香、丁香等辛散药物的膏药，不宜多烤，以免减低药效。

3. 局部皮肤出现丘疹、水疱、红、瘙痒等过敏反应，应停止使用，及时处理。

4. 膏药不可去之过早，以防创面不慎受伤，再次引起感染。

5. 皮肤过敏者不宜使用。

【操作流程】

素质要求	服装、鞋帽整洁，仪表端庄，态度和蔼，语言规范恰当
评　估	主要临床表现、既往史、药物过敏史、贴药部位的皮肤情况、体质及心理状况、合作程度等
备齐用物	治疗盘、药物、生理盐水、棉球、棉签、弯盘、镊子、纱布、棉垫，必要时备酒精灯、火柴、剪刀、汽油或松节油
病员准备	核对姓名、诊断，解释，关闭门窗，保暖，必要时屏风遮挡，充分暴露贴药部位
定　位	确定贴药部位
清洁皮肤	揭去原来的贴药，擦尽残余药膏。清洁皮肤，剃去较长的毛发，范围应大于膏药面积
贴　药	根据病灶范围，使用膏药和配置中药，加热；先用背面（布面或纸面）接触患者的皮肤，当患者感受不烫时，再将膏药贴于患处；加盖纱布，以胶带固定
整　理	整理患者衣裤及床单位，清理用物
观　察	贴药部位皮肤出现红疹、瘙痒、水疱等过敏现象时，立即停止使用，通知医生及时处理
洗手、记录	记录贴药后的情况，并签名
评　价	贴药方法是否正确、患者感受，目标取得的效果

【评分标准】

项目		要求	应得分		扣分	得分	说明
素质要求		服装、鞋帽整洁	5	10			
		仪表大方，举止端庄，态度和蔼	5				
操作前准备	护士	洗手，戴口罩	2	25			
		对患者评估正确，全面	5				
	物品	治疗盘、药物、生理盐水、棉球、棉签、弯盘、镊子、纱布、棉垫，必要时备酒精灯、火柴、剪刀、汽油或松节油	6				
	患者	核对姓名、诊断，介绍并解释，患者理解与配合	6				
		体位舒适、合理，暴露贴药部位，保暖	6				
操作流程	清洁皮肤	揭去原来敷料，擦净残余药膏	5	35			
		剃去较长毛发，范围大于贴药面积	5				
	观察	观察局部皮肤，发现异常及时处理	5				
	准备用物	再次核对贴药部位	4				
		根据病灶范围，遵医嘱配制药物，大小合适	6				
	贴药	贴剂药物厚薄均匀，温度适宜	5				
		贴药正确，不污染衣物	3				
		包扎松紧适宜、美观	2				

续表

项目		要求	应得分		扣分	得分	说明
操作后	整理	整理床单位及患者衣裤，体位正确	3	15			
		清理用物，归还原处，洗手	5				
	评价	贴药方法、穴位的准确，皮肤情况、患者感受、目标达到的程度	5				
	记录	按要求记录及签名	2				
技能熟练		操作正确、熟练、轻巧	5	15			
理论提问		回答全面、正确	10				
合计			100				

十六、牵引法（颈腰椎）

【定义】

牵引法是用特制的牵引带和装置，对人体某部位进行牵拉的一种技术操作。其装置可利用重锤、弹簧秤或旋紧螺旋杆作为牵引力的非机动牵引床，或使用电子装置自控的机动牵引床。

【功效】

利用体重形成与牵引力方向相反的对抗牵引力，增大椎体间隙和椎间孔，达到解除神经根压迫、缓解肌肉痉挛，使凸出的椎间盘复位的功效。

【主治】

1. 颈椎病。

2. 腰椎间盘突出症。

【常用部位】

颈椎，腰椎。

【操作要点】

1. 牵引前不宜进食过饱。

2. 牵引过程中观察牵引部位皮肤情况，防止皮肤出现水疱、破溃和压疮。

3. 牵引带应松紧适宜，太松易滑脱，太紧妨碍血运，注意观察牵引肢体远端感觉、运动及循环状况。

4. 保持牵引有效，观察肢体位置是否正确，牵引是否有效，如有情况及时处理。

5. 注意保暖，在保暖时被毯类衣物等不压迫牵引绳。

6. 牵引重量要适度，以自身能承受强度为原则。

【注意事项】

年老体弱、全身状况不佳者慎用牵引。结核、肿瘤等骨质破坏及骨质疏松症患者禁用牵引。

【操作流程】

素质要求	服装、鞋帽整洁，仪表端庄，态度和蔼，语言规范恰当
评 估	主要临床表现、既往史，牵引部位的皮肤情况、体质及心理状况、合作程度等
备齐用物	颈椎牵引椅子：接通电源，牵引带调至最低点； 腰椎牵引床：接通电源，调至备用状态，必要时备毛毯
病员准备	核对姓名、诊断，解释，保暖，暴露治疗部位，取合适体位：颈椎牵引取坐位，腰椎牵引取仰卧位
牵引	颈椎牵引：将缚扎带套在头部，下方于下颌部固定，后方于颈项部固定；调节缚扎带松紧度，以插入一指为宜；牵引重量5～15kg，使患者头部微微抬起，嘱其头部勿转动，牵引时间20～30分钟 腰椎牵引：将胸部缚扎带、臀部缚扎带，两边分别接患者胸廓下部、髋关节上方骨盆处，并调节到合适；将缚扎带上相应四根环带套在拉柱上，根据患者自身体重选择牵引力，范围10～80kg，以患者能承受为宜，牵引时间30分钟
观 察	颈椎牵引：注意有无头痛、头晕、恶心、呕吐等症状 腰椎牵引：注意有无腰部疼痛、麻木症状
牵引完毕	将牵引复位，拉开缚扎带 观察疗效
整理用物	清理用物
洗手、记录	记录牵引的情况，签名
评 价	牵引方法是否正确，患者感受，目标取得的效果

【评分标准】

项目		要求	应得分		扣分	得分	说明
素质要求		服装、鞋帽整洁，仪表大方，举止端庄	3	5			
		语言柔和恰当，态度和蔼可亲	2				
操作前准备	护士	遵照医嘱要求，对患者评估正确、全面	5	25			
		洗手，戴口罩	2				
	物品	颈椎牵引椅子、腰椎牵引床，调至备用状态。必要时备毛毯	6				
	患者	核对姓名、诊断，介绍并解释，患者理解与配合	6				
		体位舒适合理，注意保暖	6				
操作流程	操作要点	缚扎位置准确，松紧适宜	10	40			
		牵引力选择恰当	10				
		通过手开关“牵引”，以患者耐受为宜	5				
		观察、询问患者有无不适	5				
		时间准确	5				
		完毕后将牵引复位，拉开缚扎带	5				
操作后		协助患者着衣，安置舒适体位	3	10			
		整理用物	3				
		洗手，脱口罩，记录	4				

续表

项目	要求	应得分		扣分	得分	说明
评价	动作轻巧、稳当、准确	10	10			
理论提问	回答全面、正确	10	10			
总分		100				

十七、穴位注射

【定义】

穴位注射法是以中医学基本理论为指导，选用中西药物注入有关穴位，以治疗疾病的一种技术操作。

【功效】

穴位注射通过针刺和药物的直接作用，刺激了经络穴位、神经系统和神经体液系统，达到治疗疾病的功效。

【主治】

1. 各种急慢性疾病：高血压、支气管炎、支气管哮喘、慢性鼻炎等。

2. 小儿麻痹后遗症、神经衰弱及软组织扭伤、挫伤等。

3. 各种原因引起的痛症：胃痛、腰腿痛、肩背痛、关节痛等。

【常用穴位】

辨证选穴，常用足三里、曲池、肺俞、肾俞、血海等。

【操作要点】

1. 严格执行“三查七对”及无菌操作规程，注射前应检查注射器有无漏气，针头有否毛、钩等。

2. 遵医嘱选穴。掌握定位方法、注入深度，以及每穴注射药量。

（1）选穴须精简，一般 2 ～ 4 穴为宜，以选择肌肉较为丰富处的穴位为佳，穴位应交替轮换，一穴不宜连续注射。

（2）注射药量：每穴一般注射 1 ～ 2 mL。头面浅表处为 0.3 ～ 0.5 mL，耳穴仅注射 0.1 mL，胸背部可注射 0.5 mL，腰背部通常注射 2 ～ 5 mL。

3. 快速刺入皮下，固定针栓，由浅入深，上下提插，询问患者感觉，探得酸胀等“得气”感应后回抽无回血，将药液注入。

4. 注药过程中，询问患者感觉，注意观察有无弯针、折针、晕针及药物过敏反应，如患者诉有触电感，应即退针，改换角度再进针。

【注意事项】

1. 注意药物配伍禁忌，有不良反应或刺激性较强的药物不宜做穴位注射。

2. 年老体弱及初次治疗者，最好取卧位，选穴宜少，药量酌情减少，以免晕针。

3. 药物不可注入血管、关节腔、脊髓腔、胸腔内，以免造成不良后果。

4. 孕妇的下腹部、腰部，以及合谷、三阴交等腧穴禁用此法。

【操作流程】

素质要求	服装鞋帽整洁，仪表端庄，态度和蔼，语言规范恰当
评　估	主要病情、药物过敏史、注射取穴部位的皮肤情况、对疼痛的耐受程度、心理状况及合作程度
洗手、戴口罩	
备齐用物	注射盘、注射药物、一次性无菌注射器、垫枕，必要时备毛毯、屏风
病员准备	核对（姓名、诊断），解释，按腧穴选取适宜体位，暴露注射部位、注意保暖
定　穴	正确取穴，一般以2～4穴为宜
消毒皮肤	注射部位用消毒液消毒，螺旋式，由内向外，直径>5cm
进针注射	注射器排尽空气后，左手拇指及中指绷紧局部皮肤，针尖对准穴位，迅速刺入皮下，上下提插得气后，回抽无回血，将药液注入
观　察	观察有无弯针、折针、晕针及药物过敏反应，如患者诉有触电感，立即退针，改换角度再进针
起　针	消毒干棉球按压针孔片刻，再次核对，以免遗留
整　理	协助患者着衣，安排适宜体位，整理床单位，清理用物
健康宣教	
洗手、记录	根据医嘱详细记录注射穴位、疗效等情况，并签名
评　价	注射部位准确，操作熟练，患者能够知晓护士告知的事项，对服务满意

【评分标准】

项目		要求	应得分		扣分	得分	说明
素质要求		服装、鞋帽整洁，仪表大方，举止端庄	3	5			
		语言柔和恰当，态度和蔼可亲	2				
操作前准备	护士	对患者评估正确，全面	5	35			
		洗手，戴口罩，铺无菌盘	5				
	物品	注射盘、注射药物、一次性无菌注射器、垫枕，必要时备毛毯、屏风	5				
	抽吸药液	锯安瓿符合要求，开瓶一次完成	5				
		抽吸药液方法正确，不余漏，不污染	5				
	患者	核对姓名、诊断，介绍并解释，患者理解与配合	5				
		体位舒适合理，暴露注射部位；保暖	5				
操作流程	定穴	核对，选穴正确	5	35			
	消毒	消毒皮肤方法正确，范围正确	5				
	进针注射	进针角度、深度适宜，进针手法正确	5				
		上下提插后有“得气”感，回抽无回血，注射速度适宜	5				
	观察	患者有否晕、弯、折针或药物过敏反应	5				
	起针	迅速拔针，用无菌干棉球按压针孔片刻，注意有无出血	5				
		再次核对	5				

续表

项目	要求	应得分		扣分	得分	说明
操作后	协助患者衣着，安置舒适体位	1	5			
	用物处理，物归原处	2				
	洗手、脱口罩，记录正确	2				
评 价	动作轻巧、稳当、准确、安全	5	10			
	注意无菌操作	5				
理论提问	回答全面、正确	10	10			
总分		100				

十八、中药换药

【定义】

中药换药法是对疮疡、跌打损伤、虫咬伤、烫伤、烧伤等病症，对伤口进行清洗、上药、处理、包扎等的一种技术操作。

【功效】

通过对伤口进行清洗、上药、处理、包扎等，保持伤口清洁干燥，达到清热解毒、提脓去腐、生肌收口、镇痛止痒的功效。

【主治】

各种疮疡、跌打损伤、虫咬伤、烫伤、烧伤等病症。

【常用部位】

体表患处。

【操作要点】

1. 严格执行无菌技术操作规程，防止交叉感染。

2. 疮面及周围皮肤必须清洗干净，动作轻柔，避免损伤新生肉芽组织。

3. 分泌物干结粘着敷布，可用生理盐水浸润后再揭下，以免损伤肉芽组织和新生上皮。脓液较多时，用弯盘接取，擦净脓液。

4. 掺药粉者，药粉需撒布均匀；散剂调敷者，注意调敷干湿适宜，敷布范围要大于病变部位 1 ～ 2 cm。

5. 使用汞剂丹药时，药物不可撒于创面外。

6. 颜面部的疔疖勿挤压，以防脓毒扩散。

7. 包扎固定时，注意松紧适宜，保持关节功能位置。

8. 一般伤口定时换药，脓腐较多的伤口随时换药。

【注意事项】

对药物有皮肤过敏者，应立即停用、忌用；对汞剂过敏者，禁用丹药；眼部、唇部、大血管附近溃疡，以及通向内脏的瘘管，不宜用腐蚀性强的丹药。

【操作流程】

素质要求	服装、鞋帽整洁，仪表端庄，态度和蔼，语言规范恰当
评 估	主要病情、药物过敏史、换药部位的皮肤情况，心理状况及合作程度
洗手、戴口罩	
备齐用物	治疗盘、胶布、绷带、一次性垫巾、治疗巾、换药包、75%酒精棉球、生理盐水棉球，遵医嘱配置中药液或各种散、膏、丹等外用药，根据伤口情况，增加剪刀、血管钳、探针、引流物等
病员准备	核对（姓名、诊断），解释，根据换药部位取适宜体位，暴露创面，垫一次性垫巾、治疗巾，注意保暖
清洗创面	揭除伤口敷料：用手揭去外层敷料，污面向上；用镊子取下内层敷料； 清理伤口：用75%酒精棉球消毒伤口周围皮肤2遍，更换镊子，夹取生理盐水棉球清洗伤口，祛除脓腐
上 药	根据疮疡性质、创面情况，掺药或置放药捻、纱条；根据伤口情况，每日换药1次；脓腐较多，每日1～2次
固 定	盖上无菌敷料、胶布或绷带固定
整 理	协助患者着衣，安排适宜体位，整理床单位，清理用物
健康教育	
洗手、记录	根据医嘱详细记录换药部位、疗效等情况，并签名
评 价	换药遵守无菌技术规程，操作熟练，患者能够知晓护士告知的事项，对服务满意

【评分标准】

项目		要求	应得分		扣分	得分	说明
素质要求		仪表大方，举止端庄，态度和蔼	5	10			
		服装、鞋帽整齐	5				
操作前准备	护士	对患者评估正确、全面	5	25			
		洗手，戴口罩	2				
	物品	治疗盘、胶布、绷带、一次性垫巾、治疗巾、换药包、75% 酒精棉球、生理盐水棉球，遵医嘱配制中药液或各种散、膏、丹等外用药，根据伤口情况，增加剪刀、血管钳、探针、引流物等	6				
	患者	核对姓名、诊断，介绍并解释，患者理解与配合	6				
		体位舒适合理，暴露换药部位，保暖	6				
操作流程	操作要点	遵守无菌操作，方法正确	5	35			
		清洗彻底，无脓液及腐肉，无胶布痕迹	5				
		污物放置妥当	4				
		选药合适	4				
		掺药撒布均匀	5				
		根据伤口情况，安排换药次数	4				
		包扎牢固不脱落，动作轻重适度	4				
		固定美观、平整	4				

续表

<table>
<tr><th colspan="2">项目</th><th>要求</th><th colspan="2">应得分</th><th>扣分</th><th>得分</th><th>说明</th></tr>
<tr><td rowspan="4">操作后</td><td rowspan="2">整理</td><td>整理床单位，合理安排体位</td><td>3</td><td rowspan="4">15</td><td></td><td></td><td></td></tr>
<tr><td>清理用物，归还原处，洗手</td><td>5</td><td></td><td></td><td></td></tr>
<tr><td>评价</td><td>换药遵守无菌技术规程、患者感觉、目标达到的程度</td><td>5</td><td></td><td></td><td></td></tr>
<tr><td>记录</td><td>按要求记录及签名</td><td>2</td><td></td><td></td><td></td></tr>
<tr><td colspan="2">技能熟练</td><td>操作熟练、轻巧；运用方法正确</td><td>5</td><td rowspan="2">15</td><td></td><td></td><td></td></tr>
<tr><td colspan="2">理论提问</td><td>回答全面、正确</td><td>10</td><td></td><td></td><td></td></tr>
<tr><td colspan="2">合计</td><td></td><td colspan="2">100</td><td></td><td></td><td></td></tr>
</table>

第二节　常见病中医方案

一、咳嗽

因邪客肺系，肺失宣肃，肺气不清所致，以咳嗽、咯痰为主要临床表现，病位在肺，涉及脾、肾。

【证候分类】

1. 风寒袭肺证　咳嗽声重，咯痰稀薄色白，恶寒，或有发热，无汗。舌苔薄白，脉浮紧。

2. 风热犯肺证　咳嗽气粗，咯痰黏白或黄，咽痛或咳声嘶哑，或有发热，微恶风寒，口微渴。舌尖红，舌苔薄白或黄，脉浮数。

3. 燥邪伤肺证 干咳少痰，咯痰不爽。燥邪与风热并见的温燥证，可见鼻咽干燥，口干，舌尖红，舌苔薄黄少津，脉细数；燥邪与风寒并见的凉燥证，可见恶寒发热，头痛，无汗，舌苔薄白而干，脉浮数。

4. 痰热壅肺证 咳嗽气粗，痰多稠黄，烦热口干。舌质红，舌苔黄腻，脉滑数。

5. 肝火犯肺证 咳呛气逆阵作，咳时胸胁引痛，甚则咯血。舌质红，舌苔薄黄少津，脉弦数。

6. 痰湿蕴肺证 咳声重浊，痰多色白，晨起为甚，胸闷脘痞，纳少。舌苔白腻，脉滑。

7. 肺阴亏虚证 咳久痰少，咯吐不爽，痰黏或夹血丝，咽干口燥，手足心热。舌质红少苔，脉细数。

8. 肺气亏虚证 病久咳声低微，咳而伴喘，咯痰清稀色白，食少，气短胸闷，神倦乏力，自汗畏寒。舌淡嫩，舌苔白，脉弱。

【常见症状护理要点】

1. 咳嗽、咯痰

（1）病室空气新鲜、温湿度适宜，温度保持在18℃～22℃，湿度控制在50%～60%。减少环境的不良刺激，避免寒冷或干燥空气、烟尘、花粉及刺激性气体等。

（2）体位舒适，咳嗽胸闷者取半卧位或半坐卧位，持续性咳嗽时，可频饮温开水，以减轻咽喉部的刺激。

（3）气道湿化，痰液黏稠时多饮水，在心肾功能正常的情况下，每天饮水1500 mL以上，必要时行雾化吸入，痰液黏稠无力咳出者可行机械吸痰。

（4）耳穴贴压（耳穴埋豆），根据病情，选择肺、气管、神门、皮质下等穴位。

（5）穴位贴敷，三伏天时根据病情，选择肺俞、膈俞、定喘、天突等穴位。

（6）拔火罐，根据病情，选择肺俞、膏肓、定喘、脾俞、肾俞等穴位。

2. 发热

（1）体温 37.5℃以上者，每 6 小时测 1 次体温、脉搏、呼吸；体温 39.0℃以上者，每 4 小时测 1 次体温、脉搏、呼吸，或遵医嘱执行。

（2）做好口腔护理，鼓励患者经常漱口，可用金银花液等漱口，每日饮水≥ 2000 mL。

（3）刮痧疗法，感受外邪引起的发热，选择大椎、风池、肺俞、脾俞等穴位。

【辨证施护】

1. 风寒袭肺证

（1）注意观察寒热轻重和舌苔、脉象的变化，注意保暖，有恶寒发热时应卧床休息。

（2）饮食调护：饮食宜清淡、辛散，可适当食用温性之品如生姜、胡椒、葱等，忌食生冷、肥甘、厚腻、腌制等易滋痰生湿之品。

（3）解表汤药不宜久煎，温热服用，或用生姜、红糖、红枣加水适量，煎后热服，盖被取微汗，咳甚时可配合针灸治疗。

2. 风热犯肺证

（1）鼓励患者多食新鲜蔬菜、水果，多饮水，忌食荤腥、刺激之品，戒烟、酒。

（2）鼻塞流黄涕者，可按揉迎香穴，但不宜热敷；咽痛者可中西药物超声雾化吸入；咳嗽不止者，可用金银花、枇杷叶泡水代茶饮。

（3）观察病情变化，如高热不退，咳嗽加剧，并伴有胸痛等症状，提示有肺炎可能，应及时报告医生。

3. 燥邪伤肺证

（1）病室宜通风、凉爽、湿润。

（2）可食藕、梨、甘蔗等清凉、润肺之品。

（3）汤药宜武火轻煎，偏凉服用，服后卧床休息片刻。干咳、少痰、黏稠难咳出者，可给予中西药物超声雾化吸入。口干咽燥者可予梨膏、川贝粉开水冲后温服。

4. 痰热壅肺证

（1）室内宜凉爽、通风。

（2）可多食丝瓜、冬瓜等清热化痰之品，鼓励多饮水或瓜果汁。

（3）可服用竹沥油、川贝粉等。

5. 肝火犯肺证

（1）加强情志护理，避免情绪过激。

（2）饮食宜温凉，可食绿豆百合粥、鲜藕汁等清热生津之品。

6. 痰湿蕴肺证

（1）病室宜温暖、干燥、通风。

（2）可食白扁豆、薏苡仁等健脾利湿化痰之品，可常用陈皮泡茶饮。忌肥甘、甜腻、辛辣、过咸食物。

7. 肺阴亏虚证

（1）室温宜凉爽、湿润。

（2）可多吃些滋润补养之品，如黑芝麻、银耳等，或百合粥、蜂蜜等。痰中带血者可食藕汁、藕片等，以清热止血。

8. 肺气亏虚证

（1）室温宜偏暖。

（2）可食温补之品，忌生冷食物。

【中医特色护理】

1. 食疗药膳

（1）杏仁粥：适用于外感风寒、肺胃失调所引起的咳嗽吐痰，气逆喘息，大便干或咳嗽吐食等症。取杏仁 20 g（去皮尖），白米 50 g，同煮成粥。

（2）玉竹猪瘦肉汤：养阴、润肺、止咳，适用于热病伤阴之咽干咳嗽、心烦口渴、秋冬肺燥干咳等症。取玉竹 30 g，瘦猪肉 150 g，精盐、味精适量，同煮成汤。

（3）百合雪梨汤：滋阴润肺、宁心止嗽，适用于肺虚久咳者。取百合 25 g，大雪梨 1 个，冰糖 20 g，同煮成汤。

2. 中医运动疗法

八段锦操，每天早晚各练操 1 次，每次 30 分钟。

【健康教育】

1. 生活起居

寒温适宜，防止感冒。在寒冷季节或气候转变时，及时增减衣物，勿汗出当风，在呼吸道传染病流行期间，避免去人群密集的公共场所，以免感受外邪诱发或加重病情。

2. 饮食调护

饮食以清淡、易消化、富有营养，多饮水，以保持呼吸道湿润，利于痰液的排出。忌食辛辣、刺激、过咸、过甜、油腻之品。

3. 自我保健

（1）进行耐寒锻炼，可早晚进行室外运动，呼吸新鲜空气，进行快走、太极拳、全身呼吸操等运动。

（2）穴位按摩：每天早晚用手按摩风池、迎香等穴，可减少感冒发生；每天晨起用温水擦拭四肢、颈部及头面部等皮肤，可使用指压天突穴以促进痰液排出。

（3）贴敷疗法：冬咳贴三伏，夏咳贴三九。

二、喘证

因久患肺系疾病或他脏病变影响而致肺气上逆，肃降无权所致。以气短喘促，呼吸困难，甚则张口抬肩，不能平卧等为主要临床表现，病位在肺、脾、肾。

【证候分类】

1. 外寒内饮证 受凉后出现头痛、身痛，发热畏寒，咳嗽，气急，喉中痰声漉漉，痰色白清稀，胸闷气憋。舌质淡，苔薄白，脉滑或弦紧。

2. 风热犯肺证 发热，恶风或恶热，头痛、肢体酸痛，咳嗽咽痛，气急，痰黄质稠。舌质红，苔薄白或黄，脉滑或脉浮数。

3. 痰浊壅肺证 咳嗽喘息，咯唾痰涎，量多色灰白，心胸憋闷，气短，不得平卧，脘痞纳少，苔白腻，脉弦滑。

4. 肺气郁闭证 常因情志刺激而诱发，突发呼吸短促，息粗气憋，胸闷，咽中如窒，但喉中痰鸣不甚，或无痰声。平素多忧思抑郁、失眠、心悸。苔薄，脉弦。

【常见症状护理要点】

1. 咳嗽、咯痰

（1）病室空气新鲜、温湿度适宜，温度保持在 18℃～22℃，湿度控制在 50%～60%。减少环境的不良刺激，避免寒冷或干燥空气、烟尘、花粉及刺激性气体等。

（2）观察咳嗽的性质、程度、持续时间、规律以及咳痰的颜色、性状、量及气味，有无喘促、发绀等伴随症状。

（3）耳穴贴压（耳穴埋豆），取肺、气管、神门、皮质下等穴位。

（4）穴位贴敷，三伏天进行，取肺俞、膈俞、定喘、天突等穴位。

（5）拔火罐，取肺俞、膏肓、定喘、脾俞、肾俞等穴位。

2. 喘息、气短

（1）密切观察患者喘息气短的程度、持续时间及有无短期内突然加重的征象，评价缺氧的程度。观察有无皮肤红润、温暖多汗、球结膜充血、搏动性头痛等二氧化碳潴留的表现。

（2）耳穴贴压（耳穴埋豆），取交感、心、胸、肺、皮质下等穴位。

（3）穴位按摩，取列缺、内关、气海、足三里等穴位。

（4）艾灸疗法，取大椎、肺俞、命门、足三里、三阴交等穴位。

3. 发热

（1）采用温水擦浴、冰袋等物理降温措施，患者汗出时，及时协助擦拭和更换衣服、被褥，避免汗出当风。

（2）做好口腔护理，鼓励患者经常漱口，可用金银花液等漱口。

（3）刮痧疗法，感受外邪引起的发热，取大椎、风池、肺俞、脾俞等穴位。

4. 腹胀、纳呆

（1）鼓励患者适当运动，以促进肠蠕动，减轻腹胀，每日顺时针按摩腹部 10 ～ 20 分钟。

（2）饮食宜清淡易消化，忌肥甘厚味、甜腻之品，少量多餐，避免在餐前和进餐时过多饮水，避免豆类、芋头、红薯等产气食物的摄入。

（3）耳穴贴压（耳穴埋豆），取脾、胃、三焦、胰、胆等穴位。

（4）穴位按摩，取足三里、中脘、内关等穴位。

（5）穴位贴敷，取中脘、气海、关元、神阙等穴位。

【辨证施护】

1. 外寒内饮证

（1）饮食调护：宜进食疏风散寒、宣肺止咳的食物，取核桃仁 20 g，杏仁 20 g，白果 6 粒，粳米 50 g，少量蜂蜜。将杏仁磨碎和核桃仁、白果、粳米共煮粥，粥成后加蜂蜜服用，每日 1 次。

（2）中药汤剂宜温服。服药期间忌食油腻、酒类、辛香、炙烤之品。

（3）喘急胸闷者，予以持续低流量、低浓度吸氧。

（4）咳嗽痰多者，配合推拿或艾灸治疗。

2. 风热犯肺证

（1）饮食宜清淡，宜进食疏风清热、宣肺化痰的食物，如金银花茶，高热患者可用芦根或荸荠煎汤代茶。

（2）中药汤剂宜温服，药后观察出汗及体温情况，服药期间忌食冷饮。

（3）胸闷咯痰不爽时，予以按揉大椎、曲池、合谷等穴。

3. 痰浊壅肺证

（1）病室宜干燥、通风。

（2）宜进食清肺化痰、理气止咳的食物，如雪梨银耳百合汤等。

（3）指导患者按揉胸部，取三指推揉中府、膻中，用中指点天突穴。

4. 肺气郁闭证

（1）调畅患者情志，耐心解释，避免情志刺激，保持精神愉快，心情开朗。

（2）宜进食开郁宣肺、降气平喘的食物，如杏仁粥、萝卜生姜汁等。

（3）中药汤剂宜温服，慎用镇静剂，禁用吗啡类药物。

（4）观察气促、胸闷、胸痛、咽滞等情况的变化。

【中医特色护理】

1. 食疗药膳

（1）羊蜜膏：补虚润肺。取熟羊脂 250 g，熟羊髓 250 g，白沙蜜 250 g，生姜汁 100 mL，生地黄汁 500 mL。每日空腹温酒调 1 匙，或做姜汤或做粥食亦可。

（2）冰糖燕窝粥：滋阴润肺，止咳化痰。取燕窝 10 g，大米 100 g，冰糖 50 g。做粥，每日服用。

（3）燕窝炖梨：养阴润燥，止咳化痰。干燕窝（水浸泡）

5 g，白梨 2 个，川贝母 10 g，冰糖 5 g。隔水炖熟服食。

2. 中医运动疗法

（1）叩齿保健操。每日早晚各 1 次，每次 3 分钟左右。叩齿时可用双手指有节律的搓双侧耳孔，提拉双耳郭直到发热为止。

（2）缩唇腹式呼吸操。

腹式呼吸：患者取立位、坐位或平卧位，两膝半屈或膝下垫小枕，使腹肌放松。一手放于腹部，一手放于胸部，用鼻缓慢吸气时膈肌最大幅度下降，腹肌松弛，腹部手感向上抬起，胸部手在原位不动，抑制胸廓运动；呼气时腹肌收缩帮助膈肌松弛，膈肌随腹腔内压增加而上抬，增加呼气潮气量。可配合缩唇呼气法，每天进行锻炼，时间由短到长，逐渐习惯于平稳而缓慢的腹式呼吸。

缩唇呼吸：患者闭嘴经鼻吸气，然后通过缩唇（吹口哨样）缓慢呼气，同时收缩腹部，吸气和呼气时间比为 1∶2 或 1∶3，尽量深吸慢呼，每分钟呼吸 7 ～ 8 次，每次 10 ～ 20 分钟，每日锻炼 2 次。

通过加强胸、膈呼吸肌肌力和耐力，减慢呼吸频率，增加潮气量，有效改善肺功能，适用于慢性阻塞性肺病患者。每次 10 ～ 20 分钟，每日锻炼 2 次。

3. 中医特色技术

（1）穴位按摩，取睛明、迎香、颊车、合谷、内关、足三里、肾俞、三阴交等穴位，每个穴位按摩 3 分钟，每日 3 次。

（2）足底按摩，取肾、输尿管、膀胱、肺、喉、气管、肾上腺等反射区，每个反射区按摩 3 分钟，每日 3 次。

【健康教育】

1. 生活起居

寒温适宜，防止感冒。在寒冷季节或气候转变时，及时增减衣物，勿汗出当风，在呼吸道传染病流行期间，避免去人群密集的公共场所，以免感受外邪诱发或加重病情。

2. 饮食调护

饮食以高热量、高蛋白和高维生素食物为宜，并补充适量无机盐，同时避免摄入过多碳水化合物及易产气食物。多吃绿叶蔬菜及水果，食物烹饪以蒸、煮为宜，食物宜软烂，以利于消化吸收，同时忌辛辣、肥腻、过甜、过咸及煎炸之品。

3. 自我保健

（1）步行：每日步行 500 ～ 1500 米，运动量由小到大。开始时，可用自己习惯的中速步行，以后可采用中速→快速→慢速的顺序步行。

（2）传统养生操：可选择五禽戏、太极拳或八段锦，每周进行 3 次以上，每次 15 分钟。

（3）冬病夏治，每年夏季三伏天使用中药敷贴防治本病。

三、肺胀

因肺气长期壅滞，肺叶恒久膨胀，不能敛降，胀廓充胸所致，以胸中胀闷、咳嗽咯痰、气短而喘为主要表现，病位在肺，涉及心、脾、肾。

【证候分类】

1. 肺脾气虚证 咳嗽，喘息，气短，动则加重，神疲、乏力或自汗，恶风，易感冒，纳呆或食少，胃脘胀满或腹胀或便溏，舌体胖大或有齿痕，舌苔薄白或腻。

2. 肺肾气虚证 喘息，气短，动则加重，乏力或自汗，易感冒，恶风，腰膝酸软，耳鸣，头昏或面目虚浮，小便频数、夜尿多，或咳而遗尿，舌质淡，舌苔白。

3. 肺肾气阴两虚证 喘息，气短，动则加重，自汗或乏力，易感冒，腰膝酸软，耳鸣，头昏或头晕，干咳或少痰、咳嗽不爽，盗汗，手足心热，舌质淡或红，舌苔薄少或花剥。

【常见症状护理要点】

1. 咳嗽、咯痰

（1）取舒适体位，指导患者有效咳嗽、咯痰、深呼吸的方法。卧床患者，定时予翻身拍背；痰液无力咳出者，予胸部叩击或振动排痰。

（2）耳穴埋豆，根据病情，取肺、气管、神门、皮质下等穴。

（3）拔火罐，根据病情，取大椎、定喘、肺俞、风门、膏肓等穴。

（4）穴位贴敷，三伏天时选择肺俞、膈俞、定喘、天突等穴位。

（5）中药离子导入，离子导入的部位为背部湿啰音最明显处。

（6）足部中药泡洗。

2. 喘息、气短

（1）观察喘息气短的程度及有无发绀，遵医嘱给予氧疗，观察吸氧效果。

（2）指导患者进行呼吸功能锻炼，常用的锻炼方式有缩唇呼吸、腹式呼吸等。

（3）穴位贴敷，取大椎、定喘、肺俞、脾俞、天突等穴。

（4）耳穴埋豆，取交感、心、胸、肺、皮质下等穴。

（5）穴位按摩，取列缺、内关、气海、关元、足三里等穴。

（6）艾灸，取大椎、肺俞、命门、足三里、三阴交、气海等穴，用补法。

3. 自汗、盗汗

（1）衣着应柔软、透气，便于穿脱；汗出时及时擦干汗液、更衣，避免汗出当风。

（2）耳穴埋豆，根据病情，取交感、肺、内分泌、肾上腺等穴。

（3）穴位贴敷，根据病情，取神阙等穴。

4. 腹胀、纳呆

（1）病室整洁，避免刺激性气味，咯痰后及时用温水漱口。

（2）顺时针按摩腹部 10 ～ 20 分钟，鼓励患者适当运动，促进肠蠕动，减轻腹胀。

（3）穴位贴敷，根据病情，取中脘、气海、关元、神阙等穴。

（4）耳穴埋豆，根据病情，取脾、胃、三焦、胰、交感、神门等穴。

（5）穴位按摩，根据病情，取中脘、足三里等穴。

（6）艾灸，根据病情，取中脘、足三里等穴。

【辨证施护】

1. 肺脾气虚证

（1）饮食调护：宜食健脾补肺的食品，如山药、百合、薏苡仁、核桃、胡萝卜、鸡肉等。

（2）喘息发作不能平卧者，取半卧位。

（3）中药汤剂宜温服，服药后避风寒，观察效果和反应。

2. 肺肾气虚证

（1）饮食调护：宜食补益肺气、肾气的食品，如枸杞子、黑芝麻、核桃、木耳、山药、杏仁、龙眼肉、牛肉、猪心、羊肉等。

（2）喘息发作不能平卧者，取半卧位。

（3）病室空气新鲜、温湿度适宜，避免当风，防止感冒。

3. 肺肾气阴两虚证

（1）饮食调护：宜食益气养阴的食品，如莲子、牛乳、蛋类、百合、荸荠、鲜藕、雪梨、银耳、老鸭等。

（2）喘息发作不能平卧者，取半卧位。

（3）咳嗽剧烈者，可用沸水泡桔梗，频频口含，缓缓咽下。

【中医特色护理】

1. 食疗药膳

（1）山药排骨汤：益肺补肾、健脾祛湿。猪排骨 200 g，怀山药 15 g，薏苡仁 30 g，党参 30 g，调料适量。将排骨切块，和薏苡仁、党参、怀山药同煮成汤，加调料即成。

（2）鲤鱼粥：温肾纳气。鲤鱼 1 条，杜仲 15 g，川贝末 10 g，大米 100 g。将鲤鱼去杂，洗干净，剁碎。将杜仲水煎汁去渣，加入大米煮成粥，加入鲤鱼、川贝末、调料，煮熟即可。

（3）汗出较多者，可多饮淡盐水，进食含钾丰富的食物，如橘子、香蕉等；腹胀纳呆者，可用山楂、炒麦芽少许代茶饮。

2. 中医运动疗法

（1）腹式呼吸：患者取立位、坐位或平卧位，两膝半屈或膝下垫小枕，使腹肌放松。一手放于腹部，一手放于胸部，用鼻缓慢吸气时膈肌最大幅度下降，腹肌松弛，腹部手感向上抬起，胸部手在原位不动，抑制胸廓运动；呼气时腹肌收缩帮助膈肌松弛，膈肌随腹腔内压增加而上抬，增加呼气潮气量。可配合缩唇呼气法，每天进行锻炼，时间由短到长，逐渐习惯于平稳而缓慢的腹式呼吸。

（2）缩唇呼吸：患者闭嘴经鼻吸气，然后通过缩唇（吹口哨样）缓慢呼气，同时收缩腹部，吸气和呼气时间比为 1∶2 或 1∶3，尽量深吸慢呼，每分钟呼吸 7 ～ 8 次，每次 10 ～ 20 分钟，每日锻炼 2 次。

（3）坐式呼吸操：坐于椅上或床边，双手握拳，肘关节屈伸 4 ～ 8 次，屈吸伸呼；平静深呼吸 4 ～ 8 次；展臂吸气，抱胸呼气 4 ～ 8 次；双膝交替屈伸 4 ～ 8 次，伸吸屈呼；双手抱单膝时吸气，压胸时呼气，左右交替 4 ～ 8 次；双手分别搭同侧肩，上身左右旋转 4 ～ 8 次，旋吸复呼。

【健康教育】

1. 生活起居

保持室内空气清新，温湿度适宜，室内勿摆放鲜花。顺应四时，根据气温变化，及时增减衣物，勿汗出当风。呼吸道传染病流行期间，避免去公共场所，防止感受外邪诱发或加重病情。进行耐寒训练，如入秋后开始用凉水洗脸等。

2. 饮食调护

宜少量多餐，每餐不宜过饱，以高热量、高蛋白、高维生素食物为主。

3. 自我保健

（1）病情较轻者鼓励下床活动，可每日散步 20 ～ 30 分钟或打太极拳等。病情较重者指导其在床上进行翻身、四肢活动等主动运动，或予四肢被动运动。

（2）自我按摩印堂、迎香、合谷、内关、足三里、三阴交、涌泉等穴位，以促进气血运行，增强体质。

（3）冬病夏治，每年三伏天使用中药敷贴预防本病。

四、胃脘痛

由胃气郁滞，气血不畅导致，以上腹胃脘部近心窝处发生疼痛为主要临床表现，病位在胃，涉及肝、脾。

【证候分类】

1. 肝胃气滞证　胃脘胀满或胀痛，胁肋胀痛，症状因情绪因素诱发或加重，嗳气频作，胸闷不舒。舌苔薄白，脉弦。

2. 肝胃郁热证　胃脘饥嘈不适或灼痛，心烦易怒，嘈杂反酸，口干口苦，大便干燥。舌质红，苔黄，脉弦或弦数。

3. 脾胃湿热证　脘腹痞满，食少纳呆，口干口苦，身重困倦，小便短黄，恶心欲呕。舌质红，苔黄腻，脉滑或数。

4. 脾胃气虚证　胃脘胀满或胃痛隐隐，餐后明显，饮食不慎后易加重或发作，纳呆，疲倦乏力，少气懒言，四肢不温，大便溏薄。舌淡或有齿印，苔薄白，脉沉弱。

5. 脾胃虚寒证　胃痛隐隐，绵绵不休，喜温喜按，劳累或受凉后发作或加重，泛吐清水，神疲纳呆，四肢倦怠，手足不温，大便溏薄。舌淡，苔白，脉虚弱。

6. 胃阴不足证　胃脘灼热疼痛，胃中嘈杂，饥而不欲食，口干舌燥，大便干结。舌红少津或有裂纹，苔少或无，脉细或数。

7. 胃络瘀阻证　胃脘痞满或痛有定处，胃痛拒按，黑便，面黄暗滞。舌质暗红或有瘀点、瘀斑，脉弦涩。

【常见症状护理要点】

1. 胃脘疼痛

（1）观察疼痛的部位、性质、程度、持续时间、诱发因素及伴随症状。出现疼痛加剧，伴呕吐、寒热，或出现厥脱先兆症状时应立即报告医生，采取应急处理措施。

（2）穴位贴敷，取中脘、胃俞、足三里、梁丘等穴位。

（3）穴位按摩，取中脘、天枢、气海等穴位。

（4）耳穴埋豆，根据病情需要，可取脾、胃、交感、神门、肝胆、内分泌等穴位。

（5）艾灸疗法，取中脘、气海、关元、足三里等穴位。

（6）药熨疗法，脾胃虚寒者可用中药热熨胃脘部。

2. 胃脘胀满

（1）观察胀满的部位、性质、程度、时间、诱发因素及伴随症状。

（2）穴位贴敷，取脾俞、胃俞、肾俞、天枢、神阙、中脘、关元等穴位。

（3）穴位注射，取双侧足三里、合谷穴。

（4）艾灸疗法，取神阙、中脘、下脘、建里、天枢等。

（5）腹部按摩，顺时针按摩，每次 15 ～ 20 分钟，每日 2 ～ 3 次。

3. 嗳气、反酸

（1）观察嗳气、反酸的频率、程度、伴随症状及与饮食的关系。

（2）穴位注射，取双侧足三里、内关穴。

（3）穴位按摩，取足三里、合谷、天突、中脘、内关等穴位。

（4）艾灸疗法，取肝俞、胃俞、足三里、中脘、神阙等穴位。

（5）低频脉冲电治疗，取中脘、内关、足三里、合谷、胃俞、膈俞等穴位。

4. 纳呆

（1）观察患者饮食状况、口腔气味、口中感觉、伴随症状及舌质舌苔的变化，保持口腔清洁。

（2）穴位按摩，取足三里、内关、丰隆、合谷、中脘、阳陵泉等穴位。

（3）耳穴埋豆，根据病情需要，可选择脾、胃、肝、小肠、心、交感等穴位。

【辨证施护】

1. 肝胃气滞证

（1）胃痛明显者可针灸治疗，也可按揉中脘、天枢、气海等穴，或按揉足三里、肝俞、脾俞、胃俞等穴，有理气疏肝、止痛的功效。

（2）保持性情开朗，忌食壅阻气机的食物。

（3）中药汤剂宜少量多次温服。

2. 肝胃郁热证

（1）胀痛较甚者，予以口服黄连粉。口苦而臭、齿龈肿痛者，保持口腔清洁，可用中西药液漱口，口干者可用芦根、玄参泡茶饮服。

（2）疼痛而频吐时暂禁食，待缓解后可给予清淡的半流质食物，少进甜食，忌食辛辣之品，戒酒。

3. 脾胃湿热证

（1）脘腹痞满胀痛者，可顺时针方向按揉腹部以增强肠蠕动，或遵医嘱予胃动力药促进胃肠蠕动。

（2）大便不通或泻下不爽者，遵医嘱用沸水泡番泻叶后饮服，注意观察大便情况。

4. 脾胃气虚证

（1）胃脘痛时可局部热敷。

（2）莲子山药粥、红枣粥可作为食疗应用。

（3）中药汤剂宜温热服，一般在胃痛发作前服用，效果更好。

5. 脾胃虚寒证

（1）饮食宜温热、质软、少渣、易消化，以少量多餐为原则。多食补中益气温胃之品，忌食生冷之品。饭前疼痛者，可在饥饿时稍进软食。气虚消瘦者，饭后宜卧床休息片刻，不宜过度劳累。

（2）中药汤剂宜温热服，疼痛时配合艾灸疗法或予药熨、热敷胃脘部，以温中止痛。

6. 胃阴不足证

（1）平时多食水果，并可用石斛煎汤代茶。胃酸缺乏者饭后可吃少许米醋、山楂片等，有助于消滞化食。胀痛时应避免进食过饱或粗糙食物。忌辛辣、油炸之品，戒酒、咖啡、浓茶等。保持大便通畅，给予适量蜂蜜，以润肠通便。

（2）中药汤剂宜偏凉服。

7. 胃络瘀阻证

（1）注意疼痛部位、性质。观察有无呕吐、便血。如出现面色苍白、出冷汗、血压下降、腹部硬满拒按等症状时，应立即报告医生，并做好抢救准备。

（2）饮食宜给予素流质或半流质食物，呕血、便血量较多时，应暂禁食，告知患者勿紧张。

【中医特色护理】

1. 食疗药膳

（1）金橘山药粟米粥：疏肝理气。取金橘 20 g，鲜山药 100 g，粟米 50 g，白糖 15 g。山药去皮、切片，与金橘片及粟米一同入锅，加适量水，用大火煮开，改用小火熬成稠粥，加入白糖即成。

（2）赤豆粥：健脾利湿。取除去杂质的赤豆 100 g，用水洗净放在锅中，加水煮至六七成熟，再将大米 500 g 倒入一起煮粥。

（3）莲子山药粥：补中健胃。取山药 80 g 洗净去皮切成小丁，莲子 30 g 去心，放入洗净粳米 50 g，加足量水。大火煮开后，转小火，慢煲成粥。

2. 中医特色护理技术

（1）毫针针刺

取穴：中脘、内关（双）、足三里（双）、胃俞。

方法：针刺得气后，加电针，中等刺激，留针 20 分钟，每日 1 次，10 次为一疗程。

（2）耳穴贴压

取穴：胃、肝胆、神门、交感、内分泌。

方法：先在各穴上操测敏感点，再贴压王不留行籽，随时按压。

（3）灸法

取穴：中脘、天枢、神阙、气海、关元、足三里、脾俞、胃俞、肾俞。

方法：艾炷灸、隔姜灸或雀啄灸，每日 1 次，10 次为一疗程。

（4）穴位注射

取穴：足三里。

方法：注射黄芪注射液，或当归注射液，或维生素 B12，两侧足三里穴各注射 1 mL，隔日 1 次，10 次为一疗程。具有双向调节免疫功能，促进胃动力，促进消化吸收。

【健康教育】

1. 生活起居

生活规律，劳逸结合，适当运动，保证睡眠。指导患者养成良好的饮食卫生习惯。注意保暖，避免腹部受凉，根据气候变化及时增减衣服。

2. 饮食调理

饮食以质软、少渣、易消化为宜进食以定时、少量、多餐为原则；宜细嚼、慢咽，减少对胃黏膜的刺激。

3. 情志调理

保持乐观情绪。鼓励家属多陪伴患者，给予患者心理支持。鼓励病友间多沟通交流疾病防治经验，提高认识，增强治疗信心。指导患者和家属了解本病的性质，掌握控制疼痛的简单方法，减轻身体痛苦和精神压力。

五、呕吐

因胃失和降、胃气上逆，而出现以胃内容物从口中出为主要表现的病症，病位在胃，涉及肝、脾。

【证候分类】

1. 食滞胃肠证 呕吐酸腐，胃脘疼痛，脘腹胀满，恶心，厌食，嗳气，大便不爽，舌质红或暗红，苔厚腻。

2. 风寒袭胃证 突然呕吐，胃脘剧痛，吐出物清稀而无酸腐，头身疼痛，恶寒发热，口淡不渴，大便不调，或伴有肠鸣泄泻，舌质淡红或舌尖红，苔白腻。

3. 痰饮停胃证 胃脘疼痛，胸腹痞闷，呕吐痰涎，口黏不爽，口淡不饥，肢体沉重。苔白厚腻，脉弦滑。

4. 肝气犯胃证 呕吐频繁，胃脘灼热疼痛或痞闷，心烦不寐，口干口苦，大便秘结，小便短赤，舌质红或暗红，苔黄厚腻。

5. 湿浊中阻证 恶心呕吐，脘痞不食，头身困重，胸膈满闷，或心悸头眩，身热不扬，大便黏腻不爽，舌淡红或暗红，苔白腻。

6. 脾胃虚寒证 呕吐清水，胃脘隐痛，或脘腹满闷，纳谷不振，神疲乏力，大便稀溏，舌淡红，苔薄白。

【常见症状护理要点】

1. 呕吐

（1）穴位贴敷，取中脘、足三里、内关、膈俞、脾俞、胃俞等穴。

（2）穴位按摩，取内关、膈俞、胃俞、脾俞等穴。

（3）穴位注射，取足三里或内关穴。

（4）耳穴贴压，取脾、胃、交感、神门、贲门等穴。

（5）艾灸疗法，取中脘、内关、足三里等穴。

2. 胃脘痛

（1）急性发作时宜卧床休息，给予精神安慰；伴有呕血或便血时立即报告医生，指导患者暂禁饮食，避免活动及精神紧张。

（2）穴位贴敷，取中脘、胃俞、脾俞、足三里、梁丘等穴。

（3）穴位按摩，取中脘、胃俞、脾俞、足三里、内关、梁丘等穴。

（4）耳穴贴压，取脾、胃、交感、神门、内分泌等穴。

（5）艾灸疗法，取中脘、内关、足三里等穴。

（6）拔火罐，取足三里、脾俞、胃俞等穴。

3. 脘腹胀满

（1）鼓励患者饭后半小时适当运动，如慢走20分钟左右，保持大便通畅。

（2）穴位贴敷，取脾俞、胃俞、天枢、中脘等穴。

（3）穴位注射，取双侧足三里、合谷穴。

（4）艾灸疗法，取中脘、天枢等穴。

【辨证施护】

1. 食滞胃肠证

（1）及时清除呕吐物和更换被污染衣被，注意室内通风。鼓励患者尽量将胃中积食吐出，必要时可用探吐法催吐。无效者，予以针刺治疗，禁食一餐。

（2）观察呕吐物的性质、颜色、气味、数量及呕吐的频率，如患者呕吐咖啡色液体或伴鲜红色血液，是胃肠炽热，损伤脉络，应引起警惕，及时通知医生予以处理。

（3）宜食消食导滞的食品，如山楂、炒麦芽、陈皮、萝卜等。

2. 风寒袭胃证

（1）注意保暖，慎避风寒。胃脘、脐部予以热敷或中药热熨。

（2）中药汤剂宜温热送服。服药后加盖衣被，以助发散之功。

（3）配合予以针灸隐白、脾俞等穴。

（4）宜食温中散寒的食品，如生姜、茴香、苏叶、葱白等。忌寒凉之品，如鸭肉、螃蟹、香蕉等。

3. 痰饮停胃证

（1）保证患者充分休息，少活动，头眩心悸者，应卧床休息。

（2）可用陈皮、生姜泡水代茶饮，以化痰止呕。

（3）口干不欲饮或饮水即吐者，应观察其出入量，防止体内水、电解质失衡，可予静脉输液。

4. 肝气犯胃证

（1）注意休息。可用手掌自上而下按揉胃脘部，配合针灸治疗，使气顺逆降而止呕。

（2）保持心情舒畅，消除郁怒烦恼，避免不良的刺激。

（3）宜食化浊解毒的食品，如苇根、荸荠、竹茹、绿豆、冬瓜、苦瓜等。

5. 湿浊中阻证

（1）病室宜温暖向阳，安静舒适，空气新鲜。

（2）针刺中脘、内关、足三里及在两侧夹脊穴刮痧，可缓解症状。

（3）宜食利湿化浊的食品，如砂仁、豆蔻、红豆、荷叶、薏苡仁等。

6. 脾胃虚寒证

（1）室温宜偏高，阳光充足，空气新鲜。

（2）畏寒肢冷者，注意保暖。胃脘部可用热水袋等热敷或中药热熨，配合温热疗法、艾灸缓解症状，如隔姜灸，以姜汤送服丸药等。

（3）宜食健脾养胃的食品，如白扁豆、莲子肉、芡实、茯苓、山药、薏苡仁等。

【中医特色护理】

食疗药膳

（1）鲜芦根粥：清热除烦，生津止吐。适用于高热引起的口渴心烦、胃热呕吐、呃逆不止。将鲜芦根 100 g 洗净切成小段，与竹茹 2 g 同煎去渣取汁，加入粳米 100 g 同煮成粥，粥将熟时加入生姜 10 g，略煮即可。

（2）鸡蛋炖三七：疏肝理气，和胃健脾。适用于上腹疼痛、呕吐、伴恶心、嗳气等。将鸡蛋一个打入碗中搅拌，加入三七粉 3 g 拌匀，隔水炖熟再加蜂蜜 30 g 调匀服食，每日 1 剂。

【健康教育】

1. 生活起居

保持口腔清洁，呕吐后及时用温水漱口。指导患者注意保暖，避免腹部受凉，根据气候变化及时增减衣服。

2. 饮食调理

做到饮食有节，勿暴饮暴食。

3. 情志调理

增强与疾病斗争的信心，保持乐观情绪。

六、泄泻

因感受外邪，或饮食内伤，致使脾失健运、传导失司所致。以大便次数增多、质稀溏或甚如水样为主要临床表现，病位在脾、胃。

【证候分类】

1. 寒湿困脾证 大便清稀或如水样，腹痛肠鸣，畏寒恶风食少。舌苔白滑，脉濡缓。

2. 肠道湿热证 腹痛即泻，泻下急迫，粪色黄褐秽臭，肛门灼热，可伴有发热。舌质红，舌苔黄腻，脉濡数或滑数。

3. 食滞肠胃证 腹满胀痛，大便臭如败卵，伴有不消化食物，泻后痛减，纳呆，嗳腐吞酸。舌苔垢浊或厚腻，脉滑。

4. 肝气郁滞证 腹痛肠鸣泄泻，每因情志不畅而发，泻后痛缓。舌质红，舌苔薄白，脉弦。

5. 脾气虚弱证 大便溏薄，夹有不消化食物，稍进油腻则便次增多，伴有神疲乏力。舌淡，舌苔薄白，脉细。

6. 肾阳亏虚证 晨起泄泻，大便夹有不消化食物，脐腹冷痛，喜暖，形寒肢冷。舌淡，舌苔白，脉沉细。

【常见症状护理要点】

1. 腹痛

（1）观察腹痛性质、部位及伴随症状，发现异常，报告医生，配合处理。

（2）虚寒型腹痛，注意保暖避寒，腹部用腹带或置热水袋，忌生冷饮食。

（3）予以针刺、艾灸或中药热熨腹部止痛。

（4）耳穴埋豆，取脾、胃、交感、神门、内分泌等穴。

2. 腹泻

（1）观察大便的次数、色、质、量、气味。

（2）体温、精神、哭声、指纹、腹痛、腹胀等情况。

（3）穴位敷贴：腹泻贴贴于神阙、中脘、仆参等穴，每次 1 ～ 3 g，每日 1 ～ 2 次。

（4）推拿疗法：清补脾土，清大肠。湿热泻者推六腑，揉小天心。风寒泻者揉外劳宫，推三关，摩腹，揉脐，揉鱼尾。伤食泻者推板门，清大肠，补脾土，摩腹，逆运内八卦，点揉天突。脾虚泻者推三关，补大肠，摩腹，推上七节骨，捏脊。

（5）艾灸疗法：脾肾阳虚泻取足三里、中脘、神阙。隔姜灸或艾条温灸。每日 1 ～ 2 次。

【辨证施护】

1. 寒湿困脾证

（1）饮食宜温热、清淡、易消化，鼓励患者多饮温水、生姜红糖水。

（2）中药汤剂宜温热服，以助散寒。

（3）畏寒腹痛者注意保暖，可用热水袋敷腹部。腹痛明显者，遵医嘱配合艾灸治疗，如神阙隔姜灸，祛寒消痛止泻。

（4）穴位按摩法：双手五指并拢，掌根贴在同侧腰骶，从上到下推擦多次，直到腰骶发热。

2. 肠道湿热证

（1）饮食以无渣、少渣、半流质食物为宜，多饮淡盐水或焦大麦沸水泡后饮用。

（2）腹痛泄泻剧烈者，可按揉腹部和内关穴，并报告医生处理。肛门灼痛者遵医嘱用苍术、黄柏煎水坐浴，擦干后涂以黄连膏，做好肛周皮肤护理。

（3）穴位按摩法，取神阙、足三里穴。

3. 食滞肠胃证

（1）控制饮食或暂禁食。

（2）饮服山楂水消食化积。

（3）食滞胃脘胀满疼痛者，可针刺中脘、天枢、足三里，以和胃消食止痛。

（4）穴位按摩法，取下脘、天枢、关元、大肠俞、手三里等穴位。

4. 肝气郁滞证

（1）对患者多加疏导，避免不良刺激。

（2）腹痛泄泻明显时，可针刺中脘、天枢、足三里、脾俞、肝俞、行间等穴位，以疏肝健脾。

（3）穴位按摩法，按摩肝俞、大肠俞穴，以局部酸胀为好。

5. 脾气虚弱证

（1）饮食宜温热、清淡、易消化，忌食生冷瓜果、芝麻等凉性润肠之品。

（2）健脾益气类中药应热服。

（3）穴位按摩法，取中脘、下脘、关元、胃俞、肾俞、大肠俞、手三里、孔最穴，以局部酸胀为好，掌或者拇指揉压气海，以温中散寒。

6. 肾阳亏虚证

（1）脱肛患者，遵医嘱便后可用中药熏洗肛门，注意卧床休息。每日进行提肛运动，增强肛门括约肌功能，避免因咳嗽、便秘等因素增加腹压。

（2）穴位按摩法：取命门、肾俞、下脘、气海、关元等穴位，以局部酸胀为好。

【中医特色护理】

1. 穴位注射法 选天枢、上巨虚。用黄连素注射液，或用维生素 B1、B12 注射液，每穴每次注射 0.5 ～ 1 mL，每日或隔日 1 次。

2. 耳针法 选大肠、胃、脾、肝、肾、交感。每次选取 3 ～ 4 穴。

3. 拔罐法 取穴天枢、关元、大肠俞、小肠俞。留罐 10 分钟，每日 2 次。

4. 艾灸 取神阙（肚脐）、天枢、足三里等穴位。

【健康教育】

1. 生活起居

有规律，不劳倦过度，根据气候变化增减衣被，盛夏炎暑季节，不露天卧湿地，以免暑湿外侵。

2. 饮食调护

勿暴饮暴食，不吃生冷寒凉、油腻、坚硬、不消化食物，可选用薏苡仁、白扁豆、莲子、山药等健脾食物。

3. 自身保健

经常按揉足三里，也可指压足底，增减脾胃消化功能。

七、吐血

因胃络受损、络伤血溢脉外所致，以血液不循常道，上溢于口鼻诸窍为主要临床表现，病位在胃、脾。

【证候分类】

1. 胃热炽盛证 吐血量多，色红或紫暗，常夹有食物残渣，脘腹胀闷，甚者疼痛，口臭便秘，或大便色黑。舌质红，舌苔黄，脉滑数。

2. 肝火犯胃证 吐血色鲜红，或紫暗，呕哕频作，嘈杂反酸，胃脘痞胀灼热，心烦易怒，胁痛口苦。舌质红，舌苔黄，脉弦数。

3. 瘀阻胃络证 吐血色紫暗，胃脘疼痛，固定不移，痛如针刺，口干不欲饮。舌质紫暗或有瘀斑，舌苔薄，脉涩。

4. 脾不统血证 吐血反复发作，时轻时重，血色暗淡，便溏色黑。平素胃脘隐痛，喜按，神疲畏寒，心悸气短，自汗。舌淡，舌苔白，脉弱。

5. 肝胃阴虚证 吐血量多，色红，脘胁隐痛，嘈杂吐酸，烦热颧红，盗汗，咽干口燥。舌质红，无苔，脉细弦数。

【常见症状护理要点】

1. 呕血

（1）呕血时禁食。吐血止后，可给予清淡、易消化、富有营养的流质、半流质或无渣饮食，以少食多餐为宜。可给予清热凉血、收敛止血的食物，如绿豆汤、鲜藕汁、菜汤、藕粉、杏仁茶等。

（2）穴位贴敷，取中脘、足三里、内关、膈俞、脾俞、胃俞等穴。

（3）穴位按摩，取内关、膈俞、胃俞、脾俞等穴。

（4）穴位注射，取足三里或内关穴。

（5）耳穴贴压，取脾、胃、交感、神门、贲门等穴。

（6）艾灸疗法，取中脘、内关、足三里等穴。

2. 胃脘痛

（1）急性发作时宜卧床休息，给予精神安慰，避免活动及精神紧张。

（2）穴位贴敷，取中脘、胃俞、脾俞、足三里、梁丘等穴。

（3）穴位按摩，取中脘、胃俞、脾俞、足三里、内关、梁丘等穴。

（4）耳穴贴压，取脾、胃、交感、神门、内分泌等穴。

（5）艾灸疗法，取中脘、内关、足三里等穴。

（6）拔火罐，取足三里、脾俞、胃俞等穴。

3. 脘腹胀满

（1）鼓励患者饭后半小时适当运动，如慢走20分钟左右；保持大便通畅。

（2）穴位贴敷，取脾俞、胃俞、天枢、中脘等穴。

（3）穴位注射，取双侧足三里、合谷穴。

（4）艾灸疗法，取中脘、天枢等穴。

【辨证施护】

1. 胃热炽盛证

（1）中药汤剂宜凉服。口干、胃中嘈杂可食石膏粥、竹叶地黄粥。便秘者，平时可多食香蕉、蜂蜜、荸荠等，以润肠通便。

（2）患者吐血量多时暂禁食，取头低脚高位，头偏向一侧，防止血液流入呼吸道引起窒息。

（3）吐血量少时可及时给白及粉 3 g，用适量温开水冲服。

（4）中等量出血可给予三七粉 1.5 g，白及粉 3 g，调服，药后半小时内勿进食饮水。

（5）针刺疗法：取期门、合谷、中脘、梁门、足三里、太冲等穴位。

2. 肝火犯胃证

（1）病室宜光线稍暗，减少噪声，便于安静休息。患者卧床休息，减少活动量。

（2）中药汤剂宜温凉服。

（3）针刺疗法：取行间、风池、神门、期门等穴，用泻法，以祛火止血。

3. 瘀阻胃络证

（1）饮食宜温流质或半流质食物；服用白及粉，用温开水或藕汁调服，以止血。

（2）观察全身情况，如剧烈胃脘痛突然减轻，出现面色苍白、出冷汗、血压下降、脉细弱，并呕出大量血液者，考虑有胃穿孔、大出血导致休克的可能，应及时处理。

4. 脾不统血证

（1）中药汤剂宜温凉服，中成药可研末加凉盐水吞服。

（2）饮食宜富有营养和易于消化的流质或半流质食物，食不宜过凉，以防伤脾。

（3）针刺疗法，取隐白、关元、足三里，配脾俞、膈俞等穴，用平补平泻法。

（4）耳穴贴压：取肾上腺、皮质下、神门等穴位。

5. 肝胃阴虚证

（1）饮食清淡易消化，平素可用石斛、麦门冬煎汤代茶饮。

（2）中药汤剂宜偏凉服。

（3）保持大便通畅，用蜂蜜适量口服以润肠通便。

（4）针刺疗法：取中脘、内关、足三里等穴。

【中医特色护理】

1. 食疗药膳

（1）藕米糕：适用于脾虚出血。取藕粉与藕米粉各 250 g，并加入适量白糖和水，搅拌成团，蒸熟分次服用。

（2）党参黄米茶：适用于脾虚出血。取党参 30 g，黄米 30 g，水煎代茶饮。

（3）紫珠草煎：适用于胃热出血。取紫珠草 60 g，水煎取汁，加入适量蜂蜜，分 2 次服用。

（4）三七藕蛋羹：适用于胃热出血。取鲜藕汁 100 mL，三七粉 6 g，鸡蛋 1 个，将藕汁煮沸，三七粉与蛋均匀加入沸汤中，加少许盐服用。

2. 中医运动疗法

助消化操：将中医搅海、漱津、揉丹田的方法进行整合，增津补肾、强壮身体、调整胃肠、帮助消化的保健操。

【健康教育】

1. 生活起居

有规律，劳逸结合，注意休息、保暖，避免外感邪气而耗伤正气。

2. 饮食调护

饮食有节律、宜清淡，多食新鲜水果、蔬菜，忌生冷、辛辣、刺激性食物。避免服用对胃肠道有刺激性的药物，如消炎痛、阿司匹林、保泰松等。

3. 情志调理

保持乐观情绪，避免情绪过激。

八、紫癜

因先天禀赋因素，或邪毒壅遏脉络，或因病久脾虚不摄，使血溢脉外所致，以皮肤、黏膜出现紫红色斑及其他部位出血为主要临床表现。

【证候分类】

1. 风盛血热证 皮肤骤见青紫色或鲜紫色点状或斑块，此起彼伏，身热烦渴，面色潮红，舌绛红，舌苔薄黄，脉数有力。

2. 阴虚火旺证 紫癜色红，时发时隐。或紫癜消失后，仍感腰膝酸软，五心烦热，潮热盗汗，头晕，口燥咽干。舌红，少苔，脉细数。

3. 气虚不摄证 紫癜反复发作，遇劳即发，迁延不愈，紫癜隐约散在，色淡红。面色少华，疲乏气短，食欲下降。舌淡，舌苔薄白，脉细弱。

4. 湿热蕴结证 皮肤散在紫癜。伴有腹胀腹痛，或有关节肿痛，口黏口苦，头重身倦，大便黏滞，或有呕吐腹泻，纳呆，甚则便血。

【常见症状护理要点】

1. 皮肤紫癜

（1）观察皮肤色泽和紫癜分布情况，以了解疾病发展情况。

（2）皮肤瘙痒时可用中药涂擦皮肤。

（3）耳穴贴压，取风溪、肺、肾上腺、内分泌等穴。

（4）中药熏洗。

2. 关节肿痛

（1）急性期患者卧床休息，抬高患肢，尽量减少活动。

（2）耳穴贴压，取肘、膝、肾上腺等穴。

3. 腹痛

（1）注意观察腹痛的性质、持续时间及伴随症状；观察大便色、质、量。

（2）穴位按摩，取三阴交、内关、足三里等穴。

（3）耳穴贴压，取胃、腹、肾上腺等穴。

4. 咽痛

（1）注意观察咽部黏膜变化情况。

（2）中药雾化。

（3）耳穴贴压，取咽喉、扁桃体、肺、肾上腺等穴。

（4）中药含漱、频饮。指导患者仰头含漱，含漱液含口中 1 ～ 2 分钟后吐出，含漱半小时后方可漱口、进食。

5. 发热

（1）观察体温、有无汗出、恶风寒、头身痛等。

（2）遵医嘱耳穴贴压，取耳尖、肺、神门、咽喉、扁桃体等穴。

【辨证施护】

1. 风盛血热证

（1）病室温度宜偏低，使之清静、凉爽。

（2）饮食予以高营养、易消化食物，宜食清热凉血的食品。

（3）慎起居，少活动。

2. 阴虚火旺证

（1）病室宜空气新鲜、流通，温湿度适宜。

（2）饮食宜食养阴生津降火的食品，亦可用玄参、白芍等煎水代茶饮。

3. 气虚不摄证

（1）病室宜整洁、温暖，空气新鲜，避免直接当风，预防感冒。

（2）中药汤剂宜温服。

（3）饮食应营养丰富、易消化、清淡，少量多餐，温热服用，宜食益气养血的食品，如红枣、龙眼等。

4. 湿热蕴结证

（1）宜食清热除湿功效的食品，如绿豆汤、山药、薏苡仁、冬瓜等。

【中医特色护理】

1. 特色技术

（1）耳穴贴压：急性期选穴以缓解症状为主，稳定期选穴原则以补益脾肾为原则，选穴以脾、胃、肾为主。

（2）中药雾化：中药加水浸泡 30 分钟后浓煮成 20 mL 一剂，装入无菌袋中。中药雾化每日 2 次，每次 20 mL，一周为一疗程。

（3）穴位按摩：局部皮肤紫癜严重者不宜摩法，手法以按压为主。

（4）中药熏洗：中药熏洗时间 20 分钟为宜，熏蒸药液温度 50℃～ 60℃为宜。

2. 食疗药膳

（1）核桃芝麻羹：健脾益气，滋补肝肾。适用于血小板减少性紫癜。核桃肉 1000 g，驴皮胶 210 g，黑芝麻 500 g，黄酒、冰糖适量。每次半小碗，每天 2 次。

（2）小蓟红米粥：解毒消痈，凉血止血。适用于血小板减少性紫癜。小蓟 15 g，红糯米 50 g。每日 1 次。

（3）龙眼大枣党参汤：补气摄血。适用于过敏性紫癜。龙眼肉 20 g，党参 30 g，大枣 10 个。每日服1剂，分 2 次服完。

【健康教育】

1. 生活起居：避风寒，防外感诱发加重疾病。注意安全，避免外伤，保持皮肤清洁、干燥，防破损、划伤。

2. 饮食调护：宜进清淡、少渣食物，少食多餐，忌腥膻发物、辛辣刺激性食物、海鲜以及煎烤、固硬之物。

3. 情志调理：采用释疑解惑法，消除患者不良情绪。减少不良应激事件对患者的刺激，鼓励支持患者诉说自身感受，培养兴趣爱好，多听音乐、多与其他患者交流，可采用移情法，树立患者治愈疾病的信心和耐心。

九、心悸

由心失所养或邪扰心神所致，以心跳节律或频率的异常、自觉心慌悸动不安为主要临床表现，病位在心。

【证候分类】

1. 心胆气虚证 心悸因惊恐而发，悸动不安，气短自汗，神倦乏力，少寐多梦。舌淡，舌苔薄白，脉细弦。

2. 心脾两虚证 心悸不安，失眠健忘，面色㿠白，头晕乏力，气短易汗，纳少胸闷。舌淡红，舌苔薄白，脉细弱。

3. 阴虚火旺证　心悸不宁，心中烦热，少寐多梦，头晕目眩，耳鸣口干，烘热汗出。舌质红，舌苔薄或少苔，脉细弦数。

4. 心血瘀阻证　心悸怔忡，胸闷胸痛阵发或面唇紫暗。舌紫暗或有瘀斑，脉细涩或促或结代。

5. 水饮凌心证　心悸怔忡不已，胸闷气喘，咳吐痰涎，面浮肢肿，目眩尿少。舌苔白腻或白滑，脉弦滑数。

6. 心阳亏虚证　心悸甚，动则加剧，胸闷气促，畏寒肢冷，头晕，面色苍白。舌淡而胖，舌苔白，脉沉而细迟或结代。

【常见症状护理要点】

1. 胸闷、胸痛

（1）密切观察胸痛的部位、性质、持续时间、诱发因素及伴随症状，遵医嘱监测心率、心律、脉搏、血压等变化。出现异常或胸痛加剧，汗出肢冷时，立即汇报。

（2）发作时绝对卧床休息，必要时给予氧气。

（3）穴位贴敷，根据病情，选取心俞、膈俞、脾俞、肾俞等穴位。

（4）耳穴埋豆，根据病情，取心、神门、交感、内分泌、肾等穴位。

（5）中药溻渍，根据病情，常选用当归、红花等活血化瘀药物。

（6）穴位按摩，根据病情，取内关、神门、心俞等穴位。

（7）中药离子导入治疗：根据病情，选择手少阴心经、手厥阴心包经、足太阳膀胱经的背俞穴等穴位。

2. 心悸、气短

（1）观察心率，心律，血压，脉搏，呼吸频率、节律，面唇色泽及有无头晕、黑蒙等伴随症状。

（2）穴位贴敷，根据病情，选取关元、气海、膻中、足三里、太溪等穴位。

（3）耳穴埋豆，根据病情，选取心、肺、肾、神门、皮质下等穴位，伴失眠者配伍交感、内分泌等穴位。

（4）穴位按摩，根据病情，选取神门、心俞、肾俞、三阴交、内关等穴位，伴汗出者加合谷、复溜穴。

（5）中药溻渍，根据病情，选用红花、当归、川芎、薄荷、艾叶等药物，伴失眠者配合按摩涌泉穴。

【辨证施护】

1. 心胆气虚证

（1）保持心情愉快，避免情志内伤。

（2）夜难入寐者，遵医嘱睡前予安神药物，或配合针刺疗法，忌浓茶、咖啡等饮料。

2. 心脾两虚证

（1）饮食宜选补血益气、养心健脾之品，如红枣龙眼莲子汤等。忌生冷食物。

（2）脾胃虚弱者，注意保暖，中药汤剂宜饭后温服。

3. 阴虚火旺证

（1）饮食宜清补，如莲子、银耳等，忌辛辣、刺激性食物，戒烟、酒。

（2）生活有节，劳逸结合。

4. 心血瘀阻证

（1）怔忡胸痛者，环境应安静，绝对卧床休息，禁止探视，避免情绪激动。

（2）饮食宜清淡、低脂、高维生素，进食不宜过饱，忌肥甘厚味、辛辣食物。

（3）中药汤剂宜温服。

5. 水饮凌心证

（1）浮肿者予低盐饮食，控制饮水量，配合食用赤小豆、薏苡仁粥等。

（2）胸闷气喘者，应取半卧位，予氧气吸入。

（3）汤药宜温服，分少量多次服用。

6. 心阳亏虚证

（1）阳虚畏寒者，室温宜偏高，注意肢体保暖。

（2）饮食宜温热，可食用龙眼莲子粥。

（3）怔忡严重时，绝对卧床休息。如出现喘促、悸动不安、口唇青紫、汗出肢冷、脉微欲绝时，应立即报告医生，遵医嘱予氧气吸入，迅速建立静脉通道，配合抢救。

【中医特色护理】

1. 食疗药膳

（1）景天三七炖猪心：化瘀，补心，安神。鲜景天三七 60 ～ 90 g，猪心 1 个，同置砂锅内，加水适量，炖熟透，去药渣。分 2 次食完，连服 10 ～ 30 日。

（2）补血排骨汤：红枣 30 g，龙眼 10 枚，排骨 250 g。将上物同置锅内，加入高汤，炖熟后加少许葱、姜、盐即可。面色苍白，四肢易麻木，头晕，心慌失眠者，可以常吃。

（3）内脏羹：养心安神，补血功效。鲜猪心 50 g。将猪心切片，入砂锅内，加适量水、盐，煮为羹，分 3 次食用。

2. 运动疗法

（1）静功疗法（站桩功）：疏通经络，调和气血。每日进行 2 ～ 3 次，每次持续 5 ～ 10 分钟。

（2）三线放松功：安定心神，疏通经络，协调脏腑。练习时间为每天上午 10 点后，下午 3 点后，每次 20 分钟。空腹及进餐 1 小时内不宜做功。

【健康教育】

1. 生活起居

起居有常，避免过劳，保持大便通畅，切忌排便时因用力过度而发生意外。

2. 饮食调护

选择低脂、易消化、清淡、富营养，少食多餐，控制食盐摄入量，少饮浓茶、咖啡。

3. 情志调理

保持心气平和，多与人交流，可通过听音乐、练书法等陶冶情操。

4. 自我保健

极泉穴的按摩法：极泉穴是手少阴心经的穴位之一，位于腋窝顶点，腋动脉搏动处。取穴：屈肘，手掌按于后枕，在腋窝中部有动脉搏动处取穴。按摩时，用一只手的中指指尖按压另一侧腋窝正中的陷凹处，有特别酸痛的感觉，再用同样的方法按压另一侧的穴位；先左后右，每日早晚各按 1 次，每次揉 1 ～ 3 分钟。

十、胸痹

因邪痹心络，气血不畅而致，以胸闷胸痛，甚则胸痛彻背，短气喘息，不得平卧为主要临床表现。病位在心。

【证候分类】

1. 寒凝血瘀证 遇冷则疼痛发作，或闷痛，舌淡暗，苔白腻，脉滑涩。

2. 气滞血瘀证 疼痛剧烈，多与情绪因素有关，舌暗或紫暗、苔白，脉弦滑。

3. 气虚血瘀证 胸闷、胸痛，动则尤甚，休息时减轻，乏力气短，心悸汗出，舌体胖有齿痕，舌质暗有瘀斑或瘀点，苔薄白，脉弦或有间歇。

4. 气阴两虚、心血瘀阻证 胸闷隐痛，时作时止，心悸气短，倦怠懒言，面色少华，头晕目眩，遇劳则甚，舌暗红少津，脉细弱或结代。

5. 痰阻血瘀证 胸脘痞闷如窒而痛，或痛引肩背，气短，肢体沉重，形体肥胖，痰多，纳呆恶心，舌暗，苔浊腻，脉弦滑。

6. 热毒血瘀证 胸痛发作频繁、加重，口苦口干，口气浊臭，烦热，大便秘结，舌紫暗或暗红，苔黄厚腻，脉弦滑或滑数。

【常见症状护理要点】

1. 胸闷、胸痛

（1）密切观察胸痛的部位、性质、持续时间、诱发因素及伴随症状，遵医嘱监测心率、心律、脉搏、血压等变化。出现异常或胸痛加剧，汗出肢冷时，立即汇报。

（2）发作时绝对卧床休息，必要时给予氧气。

（3）舌下含服麝香保心丸，必要时舌下含服硝酸甘油，并观察疗效。

（4）穴位贴敷，根据病情，选取心俞、膈俞、脾俞、肾俞等穴位。

（5）耳穴埋豆，根据病情，取心、神门、交感、内分泌、肾等穴位。

（6）中药溻渍，根据病情，选用当归、红花等活血化瘀药物。

（7）穴位按摩，根据病情，取内关、神门、心俞等穴位。

（8）中药离子导入治疗，根据病情，选择手少阴心经、手厥阴心包经、足太阳膀胱经的背俞穴等穴位。

（9）寒凝血瘀、气虚血瘀者，隔姜灸，选取心俞、膈俞、膻中、气海等穴位，每日交替施灸；也可选用艾条灸，取足三里、内关等穴位。

2. 心悸、气短

（1）观察心率、心律、血压、脉搏、呼吸频率及节律，面唇色泽及有无头晕、黑蒙等伴随症状。

（2）穴位贴敷，根据病情，选取关元、气海、膻中、足三里、太溪等穴位。

（3）耳穴埋豆，根据病情，选取心、肺、肾、神门、皮质下等穴位，伴失眠者配伍交感、内分泌等穴位。

（4）穴位按摩，根据病情，选取神门、心俞、肾俞、三阴交、内关等穴位，伴汗出者加合谷、复溜穴。

（5）中药溻渍，根据病情，选用红花、当归、川芎、薄荷、艾叶等药物，伴失眠者配合按摩涌泉穴。

3. 便秘

（1）腹部按摩：顺时针按摩，每次 15 ～ 20 分钟，每日 2 ～ 3 次。

（2）穴位贴敷，根据病情，可用醋调大黄粉、吴茱萸粉贴敷神阙穴。

（3）穴位按摩，根据病情，虚寒性便秘，取天枢、上巨虚等穴位；实热性便秘取足三里、支沟、上髎、次髎等穴位。

（4）虚秘者服用苁蓉通便口服液，热秘者口服黄连上清丸或麻仁丸，热毒血瘀者予以大黄煎剂 200 mL 灌肠。

【辨证施护】

1. 寒凝血瘀证

（1）注意保暖，适当增加衣被。注意休息，予半卧位。

（2）中药汤剂、饮食均要热服。宜食温阳散寒、活血通络之品，如龙眼肉、羊肉、韭菜、荔枝、山楂、桃仁、薤白、干姜、大蒜等；少食苦瓜等生冷、寒凉之品。食疗方：薤白粥等。

（3）配合针刺止痛疗法。

2. 气滞血瘀证

（1）保持情绪稳定，避免过度紧张劳累。

（2）出现异常或胸痛加剧，汗出肢冷时，立即汇报医生。

（3）宜食行气活血之品，如山药、山楂、桃仁、木耳、白萝卜等；少食红薯、豆浆等壅阻气机之品。食疗方：陈皮桃仁粥等。

3. 气虚血瘀证

（1）注意休息，避免劳累。

（2）气虚血瘀者，宜食益气活血之品，如鸡肉、牛肉、蛇肉、山药、木耳、大枣、薏苡仁等。食疗方：海蜇煲猪蹄等。

4. 气阴两虚、心血瘀阻证

（1）环境应安静，怔忡胸痛者，绝对卧床休息，禁止探视，避免情绪激动。

（2）饮食宜清淡、低脂、高维生素，进食不宜过饱，宜食益气养阴、活血通络之品，如甲鱼、鸭肉、海参、木耳、香菇、山药、荸荠、甘蔗、百合、莲子、藕汁等。食疗方：山药粥、百合莲子羹等。忌肥甘厚味、辛辣食物。

（3）中药汤剂宜温服。

5. 痰阻血瘀证

（1）疼痛发作时应卧床休息。

（2）饮食宜清淡，忌煎炸油腻、辛辣刺激之品，肥胖者控制饮食。宜食通阳泄浊、活血化瘀之品，如海参、海蜇、薏苡仁、荸荠、冬瓜、海带、白萝卜、蘑菇、百合、白扁豆、桃仁、柚子等。食疗方：薏苡仁桃仁粥等。

6. 热毒血瘀证

（1）发作时绝对卧床休息，必要时给予氧气。

（2）便秘时大黄煎剂 200 mL 灌肠。

（3）宜食清热解毒、活血化瘀之品，如百合、芹菜、菊花、苦瓜、绿豆、莲子芯、黑木耳、荸荠、马齿苋等。食疗方：绿豆汤、菊花决明子粥等。忌食羊肉、荔枝、龙眼肉等温燥、动火之品。

（4）中医汤剂宜偏凉服。

【中医特色护理】

1. 食疗药膳

（1）薤白粥：宽胸，行气，止痛。薤白 10 ～ 15 g（鲜者

30～50 g）粳米 100 g，取薤白同粳米煮粥。可早晚餐温热食。

（2）陈皮桃仁粥：疏气滞，补肝肾，通便秘。取陈皮 6 g、核桃仁 20 g、冰糖 10 g。将陈皮润透，切丝；核桃去壳留仁，用素油炸香，捞起放入碗中待用；冰糖打碎。大米淘洗干净，放入锅内，加水 600 mL，置武火烧沸后，文火熬煮至八成熟，加入陈皮、核桃仁、冰糖搅匀，继续煮至粥熟即成。

（3）菊花决明子粥：清肝益肾，明目，利水通便。取白菊花、决明子各 10 g，大米 100 g，冰糖少许。将决明子炒香，与菊花同煎取汁，放入大米煮成稀粥，待熟后调入冰糖，再稍煮即可。每日服食 1 次。

2. 中医运动疗法

（1）静功疗法（站桩功）：疏通经络，调和气血。每日进行 2～3 次，每次持续 5～10 分钟。

（2）三线放松功：安定心神，疏通经络，协调脏腑。练习时间为每天上午 10 点后，下午 3 点后，每次 20 分钟，空腹及进餐 1 小时内不宜做功。

【健康教育】

1. 生活起居

环境安静，空气新鲜，温湿度适宜。避免劳累、饱餐、情绪激动、寒冷、便秘、感染等诱发因素，戒烟限酒。起居有常，发作时休息，缓解期适当锻炼。

2. 情志调理

保持情绪稳定，避免不良刺激。鼓励患者表达内心感受，针对性给予心理支持。指导患者掌握自我排解不良情绪的方法，如音乐疗法、谈心释放法、转移法。

3. 自我保健

极泉穴的按摩法：极泉穴是手少阴心经的穴位之一，位于腋窝顶点，腋动脉搏动处。取穴：屈肘，手掌按于后枕，在腋窝中部有动脉搏动处取穴。按摩时，用一只手的中指指尖按压另一侧腋窝正中的陷凹处，有特别酸痛的感觉；再用同样的方法按压另一侧的穴位；先左后右，每日早晚各按 1 次，每次揉 1 ～ 3 分钟。

十一、肾衰

因暴病及肾，损伤肾气或肾病日久所致。以急起少尿甚或无尿，继而多尿，或以精神萎靡，面色无华、口中尿味等为主要临床表现。病位在肾，涉及膀胱、三焦。

【证候分类】

1. 本虚主证

（1）脾肾气虚证　下肢浮肿，面色少华，脘闷纳呆，腰酸乏力或有便溏。舌淡，舌苔薄，脉细。

（2）气血两虚证　面色晄白或萎黄，气短乏力，心悸头晕，自汗，神疲懒言，夜尿清长。唇淡，舌体胖，舌苔薄白或微黄腻，脉沉细。

（3）肝肾阴虚证　腰膝酸软，头晕目眩，耳鸣耳聋，牙齿动摇，足跟作痛，手足心热，盗汗遗精，口干咽燥，虚火牙痛，大便干结。舌质红，舌苔薄，脉细数。

（4）脾肾阳虚证　倦怠乏力，面色晦滞，畏寒肢冷，食欲不振，腰酸，可有便溏。舌质淡，舌体胖，伴有齿痕，舌苔薄白，或薄腻，脉沉细无力。

2. 标实兼证

（1）湿浊证　身重困倦，纳呆腹胀，恶心呕吐。

（2）水气证　尿少，肢体或全身浮肿。

（3）瘀血证　腰痛，舌质紫暗或有瘀斑。

（4）动风证　手足搐搦，抽搐，狂躁不安，谵语昏睡，甚则神志昏迷。

【常见症状护理要点】

1. 蛋白尿

（1）观察尿液泡沫多少及消散时间。留取尿常规、24小时尿蛋白定量及尿微量蛋白等。

（2）饮食上注意优质蛋白的摄入，并观察蛋白质摄入与尿蛋白定量的相关性。

（3）温灸足三里、气海穴以补益正气，强肾固本。

2. 水肿

（1）及时评估水肿程度、部位，监测体重、腹围、出入量等。重度水肿宜卧床休息，记24小时出入量，重点观察血压、心率、呼吸及肾功能等变化。

（2）根据水肿程度，予无盐或低盐饮食，并适当控制饮水量，指导患者量出为入，保持出入量平衡。

（3）予以荞麦包外敷、中药药浴、中药熏蒸、中药泡洗等特色疗法，改善局部或全身性水肿。

3. 头晕

（1）头晕、脉弦、血压增高是肝风内扰的表现，但早期症状隐匿，应加强巡视、监测血压。

（2）饮食宜清淡，少食肥甘厚味。

（3）耳穴贴压，取神门、肝、降压沟、心、交感等穴改善睡眠，降低血压。

（4）穴位按摩，取风池、百会、太阳等穴按摩 5 ～ 10 分钟，缓解头晕头痛症状。

4. 腰膝酸软

（1）观察疼痛性质、部位、伴发症状，注意区别肾外因素导致的腰痛。

（2）耳穴埋豆，取肾、承山穴，用王不留行籽附在耳穴部位，定时按压刺激，每次 1 ～ 3 分钟。

（3）遵医嘱艾条温和灸，选择肾俞、气海俞、关元等穴位，每穴灸 15 分钟。

（4）遵医嘱中药外敷，取双侧肾俞、三焦俞等穴。

【辨证施护】

1. 脾肾气虚证

（1）患者休息时下肢抬高，以改善血液循环。

（2）饮食宜温热，可选食肉苁蓉黄芪粳米粥，人参、枸杞子泡水代茶饮，以补益肾气。

2. 气血两虚证

（1）注意休息，适当活动，以不感疲劳为度。

（2）可选食党参、当归、龙眼等补益气血之品。

3. 肝肾阴虚证

（1）调畅情志，避免烦躁、恼怒等不良情绪刺激。

（2）中药汤剂宜偏凉服。可以菊花、金银花泡水代茶饮。

（3）每日练保健按摩功 2 次，以缓解其症状。

4. 脾肾阳虚证

（1）加强饮食调护，可选食百合、绿豆、黑木耳、银耳等。

（2）中药汤剂宜偏凉服。

5. 湿浊证

（1）中药汤剂偏凉服，少量多次频服。服药前可滴生姜汁数滴在舌面上，以避免呕吐。

（2）宜食清热利湿的食品，如薏苡仁、冬瓜、苦瓜、鲫鱼等。

6. 水气证

（1）加强对皮肤的护理，沐浴时勿用力擦拭皮肤，避免搔抓，以防破损感染。

（2）予低盐饮食，宜食行气利水、清热利湿的食品，如山药、桃仁、樱桃等。

7. 瘀血证

（1）服用降压药后改变体位动作不可太快，以免发生体位性低血压。

（2）宜食活血散结、补气行气的食品，如山楂、桃仁、香菇、海带、金橘等。食疗方：桃仁粥。

8. 动风证

（1）病重者，限制探视人员。胸闷气急者，遵医嘱予氧气吸入。

（2）保护患者以免自我伤害或意外发生。神昏抽搐者，用牙垫防止舌咬伤。躁动谵妄者，设置床栏保护。

（3）宜食祛风通络的食品，如木瓜、丝瓜、樱桃等。

【中医特色护理】

1. 中药外敷

（1）芒硝外敷：将芒硝捣碎成粉末或细颗粒状，入敷药专用袋内，均匀摊开，贴敷于治疗部位。每次敷药时间 8～10 小时，每日 1 次。

（2）药熨（中药热奄包），将中药制作成热奄包，以 40℃～50℃为宜，外敷于双侧肾俞、三焦俞等穴位，每次 20～30 分钟，每日 1～2 次。

2. 中药泡足

双下肢水肿患者中药泡洗时，膝关节以下皮肤应全部浸没于药液中。水温 40℃～42℃，每日或隔日 1 次。

3. 中药熏蒸

适用于水肿患者。每次熏蒸 20 分钟，最高药汽温度不高于 42℃，每日 1 次。

4. 中药全结肠灌洗

适用于慢性肾脏病 3～4 期患者，药液温度 37℃～39℃，置管深度为 50 cm。

5. 中药药浴

适用于皮肤瘙痒患者，水温 40℃～42℃；患者除头颈部外，全部浸没于浴液中，每次 30～45 分钟，其间不断揉搓全身。

6. 运动导引

头部疏松功：提神、醒脑、疏松筋骨，促进头颈部血液循环，适用于慢性肾脏疾病引起的头痛、头晕、耳鸣等。

【健康教育】

1. 生活起居

起居有时；顺应四时，避免六淫邪气入侵。避免肾损害加重因素，如过度劳累等，慎用对肾脏有损害的药物和食物。适当运动有利于增强体质，如太极运动、八段锦等。

2. 自我保健

按摩足三里、肾俞等穴位，补益肾气。

3. 情志调理

本病病程长，病情易反复，患者抑郁善忧、情绪不宁，应积极疏导患者的不良情绪，以化郁为畅，疏泄情志。鼓励患者采用一些自我放松的方法，如听音乐、做放松操等，达到怡养心神、舒畅情志的效果。生活中培养自己的兴趣爱好，鼓励患者参与力所能及的家务和社会活动，如种花植草、烹饪、棋艺等。

十二、淋证

因外感湿热、饮食不节，使湿热蕴结下焦、膀胱气化不利所致。以小便频数短涩、滴沥刺痛、欲出未尽、少腹拘急，或痛引腰腹为主要临床表现，病位在膀胱、肾。

【证候分类】

1. 湿热下注证 小便频急不爽，尿道灼热刺痛，尿黄浑浊，少腹拘急、腰痛，或伴有恶寒、发热，口苦，恶心呕吐，大便干结。舌质红、舌苔黄腻，脉滑数。

2. 阴虚湿热证 尿频不畅，解时刺痛，腰酸乏力，午后低热、手足烦热，口干口苦。舌质红，舌苔薄黄或苔少，脉细数。

3. 脾肾两虚证 尿频，余沥不尽，少腹坠胀，遇劳则发，腰酸，神疲乏力，面足轻度水肿，头晕食少，面色苍白。舌淡，舌苔薄白，脉沉细或细弱。

【常见症状护理要点】

1. 发热

（1）观察患者生命体征，定时检测体温的变化，高热者应卧床休息。

（2）鼓励患者饮水，1500 ～ 2000 mL/ 天，遵医嘱可选用清热解毒中药煎汤代茶频频饮服，如菊花、金银花等。

（3）穴位按摩，取大椎、合谷、曲池等穴，按摩手法用泻法。

2. 疼痛

（1）观察疼痛的性质、部位、程度、持续时间。

（2）穴位按摩，取合谷、内关、足三里等穴。也可取足底反射区按摩疗法，取脾、胆囊、肾上腺、扁桃体、膝反射区，每个反射区分别按摩 3 分钟，每日 2 次。

（3）耳穴贴压，取神门、脑、交感、枕、肾上腺、皮质下等穴。

【辨证施护】

1. 湿热下注证

（1）病室宜干燥、清洁，定时开窗通风，避免潮湿。

（2）观察排尿时有无灼热刺痛、有无寒热起伏。

（3）可食赤小豆粥、冬瓜汤、空心菜等食物。予金钱草煎汤代茶，以清热通淋。

2. 阴虚湿热证

（1）注意休息，避免过劳。观察患者低热及睡眠情况。

（2）低热者，慎避风寒，注意保暖。

（3）可选食赤小豆、百合薏苡仁粥，或用鲜芦根煎汤代茶。

3. 脾肾两虚证

（1）病室温度宜偏暖，发作期患者应卧床休息。消除疑虑，安心养病。

（2）恢复期注意劳逸结合，避免过劳，节制房事。

（3）宜少食多餐，不宜过饱。食用枸杞山药粥、红枣荔枝粥、粟米粥，或核桃黑芝麻炒后研碎冲服。

【中医特色护理】

食疗药膳

（1）玉米须茅根汤：取玉米须 30 g、白茅根 30 g、红枣 8 个，加水 1500 mL，小火煮 30 分钟。每日 2 次，每次约 500 mL，喝汤吃枣，1 个月为 1 疗程。

（2）核桃冰糖羹：取核桃仁 120 g、冰糖 120 g。将核桃仁用香油炸酥，用糖调为糊状，每 4 小时服 15 g。

（3）赤小豆鸡内金粥：取赤小豆 100 g 煮粥，每次加鸡内金末 3 g 服用，每日 2 次。

（4）核桃粥：取核桃仁 100 g，大米 100 g，冰糖 30 g，加水 500 mL，烧沸后文火煮 30 分钟即成，每日 3 次，当主食。

（5）金钱草薏苡仁粥：取金钱草 30 g，水煎取汁 1 碗，薏苡仁 90 g，煮粥 3 碗，与药汁和匀，随量食之。

【健康教育】

1. 生活起居

起居有常，动静结合，避免过劳。做好个人卫生，勤换内裤，不穿紧身裤。预防各种感染。积极治疗原发病及诱发尿路感染的慢性疾病，如糖尿病等。

2. 饮食护理

注意饮食宜忌，多吃新鲜蔬菜、水果。

3. 自我保健

指导患者通过改变体位、叩击、运动等方法排出结石。若结石在肾盏，可在大量饮水 30 分钟后取半卧位，叩击肾区，每日 1 ～ 3 次，每次 3 ～ 5 分钟，如结石在肾盂，应根据病情鼓励参加跳绳、跑步、登山、打球之类的运动。每次尿液排在容器中，以观察有无结石排出。

十三、消渴

因禀赋不足，阴虚燥热所致。以口渴多饮（上消）、善食易饥（中消）、饮一溲一（下消）为主要临床表现，病位在肺、胃、肾。

【证候分类】

1. 肝胃郁热证 脘腹痞满，胸胁胀闷，面色红赤，形体偏胖，腹部胀大，心烦易怒，口干口苦，大便干，小便色黄，舌质红，苔黄，脉弦数。

2. 胃肠实热证 脘腹胀满，痞塞不适，大便秘结，口干口苦，口渴喜冷饮，饮水量多，多食易饥，舌红，边有瘀斑，舌下络脉青紫，苔黄，脉滑数。

3. 脾虚胃热证 心下痞满，胀闷呕恶，呃逆，纳呆，便溏，或肠鸣下利，虚烦不眠，头眩心悸，舌淡胖，舌下络脉瘀阻，苔白腻，脉弦滑无力。

4. 上热下寒证 心烦口苦，胃脘灼热，痞满不痛，或干呕，肠鸣下利，手足及下肢冷甚，舌红，苔黄根部腐腻，舌下络脉瘀阻，脉弦滑。

5. 阴虚火旺证 五心烦热，急躁易怒，口干口渴，渴喜冷饮，易饥多食，时时汗出，少寐多梦，溲赤便秘，舌红赤，少苔，脉虚细数。

6. 气阴两虚证 消瘦，倦怠乏力，气短懒言，易汗出，胸闷憋气，脘腹胀满，腰膝酸软，便溏，口干口苦，舌淡体胖，苔薄白干或少苔，脉虚细无力。

7. 阴阳两虚证 小便频数，夜尿增多，浑浊如脂如膏，五心烦热，口干咽燥，畏寒肢冷，面色苍白，神疲乏力，腰膝酸软，脘腹胀满，食纳不香，五更泄泻，舌淡体胖，苔白而干，脉沉细无力。

【常见症状护理要点】

1. 多尿

（1）观察排尿次数、尿量及尿色。

（2）指导患者饮食调理，进食芡实、枸杞等补肾之品。食疗方：芡实瘦肉汤。

2. 口干多饮

（1）观察口干、口渴、每日饮水量。

（2）多食生津润燥类食物，如百合、西葫芦等，可选用鲜芦根煎水代茶饮；口含乌梅、饮用菊花玉竹茶、苦丁茶以缓解口干口渴。食疗方：凉拌黄瓜、蓝莓山药、葛根鱼汤。

（3）耳穴埋豆，选择皮质下、内分泌、脾、胰、三焦等穴位。

3. 多食易饥

（1）询问饮食习惯及饮食量。增加膳食纤维的摄入，如燕麦、芹菜、韭菜等，以增加饱腹感，延缓食物吸收，稳定血糖。

（2）观察记录身高、体重、腰围、臀围。

（3）耳穴埋豆，选择皮质下、内分泌、脾、胰等穴位。

4. 倦怠乏力

（1）起居有时，避免劳累。

（2）进食补中益气类食物，如山药、鱼肉、香菇等。食疗方：乌鸡汤、香菇木耳汤、山药炖排骨。

（3）艾灸疗法，取足三里、关元、气海穴位，或穴位贴敷肾俞、脾俞、足三里穴位以调节脏腑气血功能。

5. 肢体麻木

（1）进食活血化瘀食物，如黄鳝、木耳等。食疗方：洋葱烧黄鳝。

（2）给予足部中药泡洗以祛风通络，活血通脉。

（3）双下肢穴位按摩，取足三里、阳陵泉、三阴交、涌泉等穴位。

（4）穴位贴敷，选取涌泉穴。

（5）耳穴埋豆，选择皮质下、内分泌、脾、足等穴位。

6. 视物模糊

（1）注意视力变化，定期检查眼底，饮用菊花茶或银杞明目汤等。

（2）穴位按摩，取睛明、四白、丝竹空等穴位以辅助通络明目。

（3）中药眼部雾化以改善症状。

7. 皮肤瘙痒

（1）瘙痒甚者，予以清热燥湿洗剂，如苦参、苍术、黄柏、白花蛇舌草、连翘等煎汤外洗。

（2）饮食宜清淡，少食辛辣油腻及海鲜之品。

8. 腰膝酸软

（1）食用枸杞、黑豆等固肾之品。食疗方：韭菜炒虾仁，山药芡实瘦肉饮。

（2）操练八段锦“两手攀足固肾腰”动作。

（3）穴位按摩，按摩腰背部及气海、关元、涌泉穴位。

（4）艾灸法，取肾俞、关元、气海、三阴交等穴位。

（5）耳穴埋豆，选择皮质下、内分泌、肾、胰等穴位。

【辨证施护】

1. 肝胃郁热证

（1）饮食清淡，控制食量，忌辛辣刺激食物，戒烟酒。食疗方：苦瓜山药烧豆腐、凉拌黄瓜、丝瓜炒蘑菇等。

（2）病室整洁安静、空气流通、温湿度适宜。

（3）适当运动，多食粗纤维蔬果，保持大便通畅。

2. 胃肠实热证

（1）善饥者注意控制饮食量，可加新鲜蔬果或豆类等低热量食物充饥，如苦瓜、山药、葫芦等。食疗方：凉拌马齿苋、冬瓜炒竹笋、苦丁茶等。

（2）烦渴多饮者，可用鲜芦根、甘蔗芽煎汤代茶饮。

（3）经常按揉腹部以促进肠蠕动，必要时服用麻仁丸等润肠通便药物。

3. 脾虚胃热证

（1）做好个人卫生工作，注意休息，保证睡眠质量。

（2）定期监测体重、糖化血红蛋白等指标。

（3）食疗方：山药芡实瘦肉饮等。

4. 上热下寒证

（1）避免过度紧张，保持心情舒畅。

（2）四肢注意保暖，避免袜紧、鞋硬，注意安全。

（3）宜食清上温下之品。如白萝卜、狗肉、党参、鲜芦根等。食疗方：白萝卜汁等。

5. 阴虚火旺证

（1）做好个人卫生工作，经常观察皮肤情况，保持皮肤清洁、滋润。

（2）失眠心烦者，做好心理疏导，必要时服用镇静安眠药。

（3）宜食滋阴降火之品，如甲鱼、老鸭、莲子、百合、银耳、茼蒿、枸杞子、桑椹等。食疗方：菊花茶、枸杞茶、银耳莲子百合饮等。

6. 气阴两虚证

（1）减少活动，注意休息，口渴时用枸杞子或决明子煎汤代茶饮。

（2）注意观察并发症的出现，如视物模糊、眩晕等。

（3）宜食益气养阴之品，如瘦肉、蛋类、鱼肉、山药等。

食疗方：皮蛋瘦肉粥等。

7. 阴阳两虚证

（1）减少活动，注意保暖，严重者卧床休息。

（2）宜食温益肾阳、补肾滋阴之品，如牛肉、羊肉、虾仁、韭菜、猪胰、干姜、黑豆、黑芝麻等。食疗方：韭菜炒虾仁、香菇木耳汤等。

（3）加强病情观察，防止水肿、酮症酸中毒等并发症发生。

【中医特色护理】

1. 中药枕 取菊花、决明子、荞麦皮、绿豆皮、葛根碎片、白术等，制成药枕，通过药物的发散作用以达到清肝明目之功效。

2. 运动疗法

（1）下肢运动操，调畅气机，改善血液循环，有利于下肢静脉功能恢复，适用于糖尿病足周围神经病变患者。餐后 1 小时进行，每日 1 ～ 2 次。

（2）特色脉管康复太极拳，使人体的四肢经络气血得以正常流通，调节人体的阴阳平衡，舒展筋骨，培养正气。餐后 1 小时进行。每日 1 次。

3. 特色技术

（1）中药溻渍：适用于下肢麻、凉、痛者，选用活血通络止痛之剂，每日 20 ～ 30 分钟。

（2）穴位贴敷：选择手三里、足三里、涌泉等穴位，首次贴敷 2 小时左右，以后每日 1 次，每次保留 4 小时，4 周为一疗程。

（3）艾灸法：适用于阳虚者，取肺俞、脾俞、大椎、神阙、足三里、关元等穴。

【健康指导】

1. 生活起居

起居有常，顺应四时及时增减衣物，为患者提供生活方式干预和药物治疗的个体化指导。

2. 情志调理

加强沟通，增强其与慢性疾病斗争的信心，保持乐观心态。鼓励家属理解支持患者，避免不良情绪的影响。

3. 低血糖及酮症酸中毒的预防与处理

生活有规律，定时定量进餐，不擅自停用胰岛素及口服降糖药。外出时随身携带急救卡、糖果、饼干。若运动量增加，应适当增加碳水化合物的摄入，定时监测血糖。

4. 自我监测

每 3 个月检查 1 次糖化血红蛋白、心电图，每 6 个月检查肝肾功能、血脂、尿微量蛋白等。每年至少筛查 1 次眼底及外周血管、周围神经病变等。

十四、眩晕

因风阳上扰、痰瘀内阻，使脑窍失养，脑髓不充所致，以头晕目眩、视物旋转为主要表现，病位在肝、肾、脾。

【证候分类】

1. 肾气亏虚证　腰脊酸痛，胫酸膝软和足跟痛，耳鸣或耳聋，心悸或气短，脱发或齿摇，夜尿频、尿后有余沥或失禁。舌淡苔白、脉沉细弱。

2. 痰瘀互结证　头如裹，胸闷，呕吐痰涎，胸痛，脉络瘀血，皮下瘀斑，肢体麻木或偏瘫，口淡食少。舌胖苔腻，脉滑，或舌质紫暗有瘀斑瘀点，脉涩。

3. 肝火亢盛证 眩晕，头痛，急躁易怒，面红，目赤，口干，口苦，便秘，溲赤。舌红苔黄，脉弦数。

4. 阴虚阳亢证 腰酸，膝软，五心烦热，心悸，失眠，耳鸣，健忘。舌红少苔，脉弦细而数。

【常见症状护理要点】

1. 眩晕

（1）观察眩晕发作的次数、持续时间、伴随症状及血压等变化。

（2）耳穴埋豆，选择神门、肝、脾、肾、降压沟、心、交感等穴位。

（3）穴位按摩，选择百会、风池、上星、头维、太阳、印堂等穴位，每次 20 分钟，每晚睡前 1 次。

（4）中药泡足，根据不同证型，选用相应中药制剂，每日 1 次。

（5）穴位贴敷：可选择双足涌泉穴，每日 1 次。

2. 头痛

（1）观察头痛的性质、持续时间、发作次数及伴随症状。

（2）穴位按摩，取太阳、印堂、风池、百会等穴位。

（3）耳穴埋豆，取内分泌、神门、皮质下、交感、降压沟等穴位。隔日更换 1 次，双耳交替。

（4）穴位贴敷：贴敷两侧太阳穴。

（5）目赤心烦、头痛者，可用菊花泡水代茶饮。

3. 心悸气短

（1）观察心悸发作是否与情志、进食、体力活动等变化有关。

（2）耳穴埋豆，取心、交感、神门等穴位。

（3）穴位按摩，取内关、通里，配穴取大陵、心俞、膻中、劳宫、照海等穴位。

4. 呕吐痰涎

（1）呕吐甚者，中药宜少量多次频服，并可在服药前口含鲜生姜片，或服少量姜汁。

（2）饮食宜细软温热素食，如生姜枇杷叶粥或生姜陈皮饮，忌食生冷、肥甘、甜腻生痰之品。

（3）穴位按摩：按揉双侧内关、合谷、足三里等穴，以降血压止吐。

【辨证施护】

1. 肾气亏虚证

（1）注意休息，避免疲劳，作息有度，适当活动。

（2）颈椎病患者注意颈部保暖，避免外感寒湿之邪。

（3）饮食注意营养，如选食瘦肉、黄芪粥、莲子红枣粥等食物，忌食生冷食物。

2. 痰瘀互结证

（1）呕吐剧烈者，中药汤剂应少量分次频服。

（2）忌食生冷、油腻之品，可食用鲜竹笋、冬瓜等，或陈皮泡茶代茶饮用。

3. 肝火亢盛证

（1）保持生活轻松规律，有充足睡眠及休息。

（2）保持大便通畅，切忌排便努责。

（3）密切观察病情变化，注意血压波动。

（4）饮食宜清淡，低盐为主，可食用鲜芹菜、清蒸鱼。口舌碎痛、心火上炎者可用莲子水代茶饮。忌烟酒及动物内脏。

4. 阴虚阳亢证

（1）眩晕发作时，注意卧床休息，劳逸结合。

（2）失眠者，睡前可听舒缓的音乐、饮热牛奶、温水泡足或按摩双足涌泉穴。

（3）以平肝息风、滋肾养阴饮食为主，忌食海鲜、羊肉、辛辣制品等。

【中医特色护理】

1. 音乐疗法　根据不同证型选择不同的音乐，肝火亢盛者，可给予有商调式音乐，有良好制约愤怒和稳定血压的作用，如《江河水》《汉宫秋月》等；如阴虚阳亢者，可给予羽调的音乐，其柔和清润的特点可有助滋阴潜阳的作用，如《二泉映月》《寒江残雪》等。

2. 中药药枕　将夏枯草、菊花、决明子和晚蚕砂匀量装入布袋制成枕芯枕于头部，通过药物的发散作用达到清肝明目、息风化痰之功效。

3. 运动导引

（1）降压操：坐在椅子或沙发上，姿势自然端正，正视前方，两臂自然下垂，双手手掌放在大腿上，膝关节呈 90 度角，两足分开与肩同宽，全身肌肉放松，呼吸均匀。

①按揉太阳穴：顺时针旋转一周为一拍，约做 32 拍。

②按摩百会穴：用手掌紧贴百会穴旋转，一周为一拍，共做 32 拍。

③按揉风池穴：用双手拇指分别按揉双侧风池穴，顺时针旋转，一周为一拍，共做 32 拍。

④摩头清脑：两手五指自然分开，用小鱼际从前额向耳后按摩，从前至后弧线行走一次为一拍，约做 32 拍 。

⑤擦颈：用左手掌大鱼际擦抹右颈部胸锁乳突肌，再换右手擦左颈，一次为一拍，共做 32 拍。

⑥揉曲池穴：按揉曲池穴，先用右手，再换左手，旋转一周为一拍，共 32 拍。

⑦揉关宽胸：用大拇指按揉内关穴，先揉左手，后揉右手，顺时针方向按揉一周为一拍，共 32 拍。

⑧引血下行：分别用左右手拇指按揉左右小腿的足三里穴，旋一周为一拍，共做 32 拍。

⑨扩胸调气：两手放松下垂，然后握空拳，屈肘抬至肩高，向后扩胸，最后放松还原。

（2）眩晕康复操：姿势（两脚分开与肩同宽，两臂自然下垂，全身放松，两眼平视，均匀呼吸，站坐均可）。

①双掌擦颈：十指交叉贴于后颈部，左右来回摩擦 100 次。

②左顾右盼：头先向左后向右转动 30 次，幅度宜大，以自觉酸胀为好。

③前后点头：头先前再后，前俯时颈项尽量前伸拉长 30 次。

④旋臂舒颈：双手置两侧肩部，掌心向下，两臂先由后

向前旋转 20 ～ 30 次，再由前向后旋转 20 ～ 30 次。

⑤颈项争力：两手紧贴大腿两侧，两腿不动，头转向左侧时，上身旋向右侧，头转向右侧时，上身旋向左侧 10 次。

⑥摇头晃脑：头向左肩靠近，一前一后进行缓慢旋转，一前一后为一组，连续 5 组；再反方向旋转 5 次。

⑦头手相抗：双手交叉紧贴后颈部，用力顶头颈，头颈向后用力，相互抵抗 5 次。

⑧翘首望月：头用力左旋、并尽量后仰，眼看左上方 5 秒钟，复原后，再旋向右看右上方 5 秒钟。

⑨双手托天：双手上举过头，掌心向上，仰视手背 5 秒钟。

⑩放眼观景：手收回胸前，右手在外，劳宫穴相叠，虚按膻中，眼看前方，5 秒钟，收操。

【健康教育】

1. 生活起居

病室保持安静，舒适，空气新鲜，光线不宜过强。为避免强光刺激，外出时佩戴变色眼镜，不宜从事高空作业。指导患者自我监测血压，如实做好记录，以供临床治疗参考。

2. 饮食指导

选择清淡、高维生素、高钙、低脂肪、低胆固醇、低盐饮食。

3. 情志调理

多与患者沟通，了解其心理状态，进行有效针对指导。肝阳上亢情绪易激动者，讲明情绪激动对疾病的不良影响，指导患者学会自我情绪控制。介绍有关疾病知识及治疗成功经验，增强患者信心，鼓励患者积极面对疾病。

十五、中风

因气血逆乱、脑络痹阻或血溢于脑而致，以昏仆，半身不遂，肢麻，舌强语謇等为主要表现。病位在脑，涉及肝、肾。

【证候分类】

1. 中脏腑

（1）痰蒙清窍证　意识障碍，半身不遂，口舌歪斜，言语謇涩或不语，痰鸣漉漉，面白唇暗，肢体瘫软，手足不温，静卧不烦，二便自遗。舌质紫暗，苔白腻。

（2）痰热内闭证　意识障碍，半身不遂，口舌歪斜，言语謇涩或不语，鼻鼾痰鸣，或肢体拘急，或躁扰不宁，或抽搐，或呕血。舌质红，舌苔黄腻。

（3）元气败脱证　昏语不知，目合口开，四肢松懈瘫软，肢冷汗多，二便自遗。舌卷缩，舌质紫暗，苔白腻。

2. 中经络

（1）风火上扰证　眩晕头痛，面红耳赤，口苦咽干，心烦易怒，尿赤便干。舌质红绛，舌苔黄腻而干，脉弦数。

（2）风痰阻络证　头晕目眩，痰多而黏。舌质暗淡，舌苔薄白或白腻，脉弦滑。

（3）痰热腑实证　腹胀便干便秘，头痛目眩，咯痰或痰多。舌质暗红，苔黄腻，脉弦滑或偏瘫侧弦滑而大。

（4）气虚血瘀证　面色㿠白，气短乏力，口角流涎，自汗出，心悸便溏，手足肿胀。舌质暗淡，舌苔白腻，有齿痕，脉沉细。

（5）阴虚风动证　眩晕耳鸣，手足心热，咽干口燥。舌质红而体瘦，少苔或无苔，脉弦细数。

【常见症状护理要点】

1. 意识障碍

（1）密切观察神志、瞳孔、心率、血压、呼吸、汗出等生命体征等变化，及时报告医生，配合抢救。

（2）取适宜体位，避免引起颅内压增高的因素，如头颈部过度扭曲、用力，保持呼吸道通畅等。

（3）眼睑不能闭合者，覆盖生理盐水纱布或涂金霉素眼膏；予以取藿香、佩兰、金银花、荷叶等煎煮后做口腔护理。

（4）给予醒脑开窍药枕，置于患者枕部，借中药之辛散香窜挥发性刺激头部腧穴，如风池、风府、哑门、大椎等。

2. 半身不遂

（1）观察患侧肢体的感觉、肌力、肌张力、关节活动度和肢体活动的变化。

（2）穴位按摩，患侧上肢取穴为极泉、尺泽、肩髃、合谷等；患侧下肢取穴为委中、阳陵泉、足三里等。

（3）艾条灸，患侧上肢取穴为极泉、尺泽、肩髃、合谷等；患侧下肢取穴为委中、阳陵泉、足三里等。

（4）中药熏洗：在辨证论治原则下给予具有活血通络的中药局部熏洗患肢，每日1次或隔日1次。

3. 眩晕

（1）观察眩晕发作的次数、程度、持续时间、伴随症状等。遵医嘱监测血压，若出现血压持续上升或伴有眩晕加重、头痛剧烈、呕吐、视物模糊等变化，及时通知医生，做好抢救准备。

（2）穴位按摩：适用于风痰阻络，阴虚风动引起的眩晕头痛。取穴百会、太阳、风池、内关、曲池等，每日 4 ～ 5 次，每次 30 分钟。

（3）耳穴埋豆，取神门、肝、脾、肾、降压沟、心、交感等，每日按压 3 ～ 5 次，每次 3 分钟，隔日更换 1 次，双耳交替。

（4）穴位贴敷，取双足涌泉穴，每日 1 次。

4. 痰多、息促

（1）密切观察痰的颜色、性状、量及气味，有无喘促、发绀等伴随症状，必要时给予氧气吸入。

（2）循经拍背法：排痰前，沿脊柱两侧膀胱经，由下往上轻扣，每日 2 ～ 3 次，每次 20 分钟，根据痰液的多少，增加力度、时间、次数。

（3）穴位贴敷，取穴肺俞、膏肓、定喘、天突等。

5. 高热

（1）遵医嘱定时观测体温，监测生命体征及汗出情况，及时擦干皮肤，更换汗湿的衣服、被褥等，保持皮肤和床单位清洁、干燥。

（2）采用中药擦浴、头部冷敷等物理降温方法。

（3）穴位按摩，取大椎、合谷、曲池等穴位。

（4）进食清热生津之品，如西瓜、荸荠等，忌辛辣、香燥、助热动火之品。

6. 二便失禁

（1）观察排便次数、量、质及有无里急后重感；尿液的色、质、量，有无尿频、尿急、尿痛感。

（2）艾条灸：适用于气虚及元气衰败所致的二便失禁，取神阙、气海、关元、百会、三阴交、足三里等穴位。

（3）穴位按摩：适用于气虚及元气衰败所致的二便失禁，取肾俞、八髎、足三里、天枢等穴位。

7. 便秘

（1）观察排便次数、性状、排便费力程度及伴随症状。

（2）热秘患者以清热、润肠、通便饮食为佳，可食用白萝卜、蜂蜜汁；气虚便秘患者以补气血，润肠通便饮食为佳，可食用核桃仁、松子仁；芝麻粥适用于各种症状的便秘。

（3）穴位按摩，取胃俞、脾俞、内关、足三里、中脘、关元等穴位，腹胀者加涌泉，用揉法。

（4）腹部按摩：取平卧位，以肚脐为中心，顺时针方向按揉腹部。以腹内有热感为宜，每次 20 ～ 30 周，每日 2 ～ 3 次。

（5）艾灸法：取神阙、天枢、气海、关元等穴。

8. 言语謇涩

（1）观察患者语言功能情况，建立护患交流板，与患者达到良好沟通，对家属进行健康宣教，共同参与语言康复训练。

（2）穴位按摩，取廉泉、哑门、承浆、大椎等穴位。

【辨证施护】

1. 痰蒙清窍证

（1）采用鼻饲进食及给药，予温热流质食物。

（2）监测生命体征、尿量及末梢循环等情况，记录 24 小时出入量。维持有效的静脉输液通路，根据不同的用药调节滴速。如病情变化，及时报告医生。

2. 痰热内闭证

（1）采用鼻饲进食及给药。保证饮食营养与水分的摄入，每日进水量不少于 2000 mL。

（2）头置冰袋或冰帽，四肢保暖。

（3）痰液壅盛者，及时清除，必要时使用吸痰器，做好气管插管或气管切开术前准备。

（4）目开不合者，以金霉素眼膏或生理盐水纱布覆盖双目，防止角膜干燥损伤。

3. 风火上扰证

（1）室内光线宜柔和。

（2）鼓励患者多食新鲜的蔬菜、水果或饮料。

4. 风痰阻络证

（1）保证休息及睡眠。

（2）饮食宜少量多餐，少食生冷瓜果，忌糯米、甜食或过咸食物，避免肥甘等助湿助火之品。进食祛风化痰开窍的食品，如山楂、荸荠、黄瓜。食疗方：鱼头汤。

5. 痰热腑实证

（1）口黏痰多者，鼓励多饮水，定时翻身拍背。

（2）服药期间应注意矢气下转、腹中肠鸣、大便干结情况。

6. 气虚血瘀证

（1）注意保暖，避免直接当风。

（2）根据病情可适当活动，以利气血的运行。

（3）进食益气活血的食物，如山楂。以温热为宜，少食滋膏类补品、甜腻食物等。食疗方：大枣滋补粥（大枣、枸杞子、瘦猪肉）。

7. 阴虚风动证

（1）保证休息及睡眠。

（2）心烦失眠者，可按医嘱给予安眠药物。

【中医特色护理】

1. 食疗药膳

（1）竹沥姜汁粥：清热化痰。鲜姜汁 10 滴，鲜竹沥 50 mL，大米 50 g。大米洗净，用砂锅煮粥，待粥熟烂后，加入竹沥和生姜汁，调匀后，少量多次温热食用。若无生姜汁，也可用生姜三片在粥半熟时，加入同煮至熟。本药膳对于痰热内盛，喉间痰鸣的中风患者较为适宜。

（2）人参炖汤：益气救脱。高丽参 9 g，西洋参 6 g，猪瘦肉 50 g。将高丽参和西洋参切成薄片，与洗净的猪瘦肉一起放进炖盅内，加进 100 mL 冷开水，隔水用中火炖 2 小时，待温，饮服。本药膳对于体虚脉弱、气虚阴亏、正气欲脱的中风患者较为适宜。

（3）黄芪桂枝粥：益气养血兼温经通络。黄芪 15 g，炒白芍、桂枝各 10 g，生姜 3 片。四味水煎取汁，与大米 100 g，大枣 5 枚同煮为稀粥服食。

2. 运动疗法

（1）有氧运动：促进肌肉收缩，增强肌力，扩大关节活动范围，增强肢体功能活动。

（2）握力训练：增加肱二头肌和手腕、手指肌群的力量，调节神经和内分泌系统的平衡，消除压力，缓解疲劳。

（3）语言发声训练：疏通经络，促进血运与发音。操作要点：伸舌运动，左右摆动各50次、伸缩50次、上翘50次；摩擦嘴唇50次；数数练习，每日早晚各做1次。

【健康教育】

1. 生活起居

起居有常，慎避外邪，保持大便通畅，养成定时排便的习惯，勿努挣。注意安全，防呛咳窒息、防跌倒坠床、防烫伤等意外。做好健康宣教，增强患者及家属的防范意识。

2. 饮食指导

注意饮食宜忌，如糖尿病患者注意控制葡萄糖及碳水化合物的摄入，高血脂患者注意控制总热量、脂肪、胆固醇的摄入等。中脏腑昏迷或吞咽困难者，根据病情予禁食或鼻饲喂服，以补充足够的水分及富有营养的流质食物，如米汤、匀浆膳、混合奶等，饮食忌肥甘厚味等生湿助火之品。

3. 情志调理

关心尊重患者，多与患者沟通，了解其心理状态，及时予以心理疏导。

（1）语言疏导法。运用语言，鼓励病友间多沟通、多交流。鼓励家属多陪伴患者，家庭温暖是疏导患者情志的重要方法。

（2）移情易志法。通过戏娱、音乐等手段或设法培养患者某种兴趣、爱好，以分散患者注意力，调节其心境情志。

（3）五行相胜法。运用《内经》情志治疗中五行制约法则，注意掌握情绪刺激的程度，避免刺激过度带来新的身心问题。

十六、胆胀

因湿热痰瘀阻滞于胆，或因情志郁怒等刺激，使胆气郁滞不舒所致。以反复发作右胁疼痛、痞胀等为主要临床表现。病位在胆，涉及肝、脾、胃。

【证候分类】

1. 肝胆气滞证 右胁胀满疼痛，痛引右肩，遇怒加重，胸闷脘胀，善太息，嗳气频作，吞酸嗳腐，苔白腻，脉弦。

2. 肝胆湿热证 右胁胀满疼痛，胸闷纳呆，恶心呕吐，口苦心烦，大便黏滞，或见黄疸，舌红，苔黄腻，脉滑数。

3. 气滞血瘀证 右胁刺痛较剧，痛有定处而拒按，面色晦暗，口干口苦，舌质紫暗或舌边有瘀斑，脉弦涩。

4. 肝郁脾虚证 右胁胀痛，倦怠乏力，情绪抑郁或烦躁易怒，腹胀，嗳气太息，口苦，恶心呕吐，食少纳呆，大便稀溏或便秘，舌淡或暗，苔白，脉弦细。

5. 胆腑郁热证 右胁灼热疼痛，或绞痛或胀痛或钝痛或剧痛。疼痛放射至右肩胛，脘腹不舒，恶心呕吐，大便不畅或见黄疸或伴发热，舌质红，苔黄，脉弦数。

【常见症状护理要点】

1. 右胁疼痛

（1）急性发作时，宜卧床休息，给予精神安慰；禁饮食，密切观察病情变化。

（2）穴位贴敷：取胆囊穴、章门、期门等穴。

（3）穴位按摩：取右侧肝俞、胆俞、太冲、侠溪等穴。

（4）耳穴埋豆：取肝、胆、交感、神门等穴。

（5）穴位注射：取胆囊、足三里等穴。

2. 右胁胀满不适

（1）观察胀满的部位、性质、程度、时间、诱发因素及伴随症状。

（2）鼓励患者饭后适当运动，保持大便通畅。

（3）腹部行顺时针方向按摩。

（4）穴位贴敷：取脾俞、胃俞、神阙、中脘等穴。

（5）穴位注射：取足三里、胆囊等穴。

（6）耳穴埋豆：取肝、胆、大肠、交感等穴。

（7）穴位按摩：取胆囊、天枢等穴。

3. 嗳气、恶心、呕吐

（1）指导患者饭后不宜立即平卧。

（2）呕吐患者汤药宜少量频服，服药前用生姜汁数滴滴于舌面或姜片含于舌下，以减轻呕吐。

（3）穴位注射：取双侧足三里、胆囊等穴。

（4）穴位按摩：取合谷、中脘、胆囊等穴。

（5）耳穴埋豆：取胆囊、胃、内分泌、交感、神门等穴。

（6）艾灸：取脾俞、胃俞、中脘、足三里等穴。

（7）穴位贴敷：取肝俞、胆俞、中脘、足三里等穴。

4. 纳呆

（1）观察患者饮食状况、口腔气味及舌质、舌苔的变化，保持口腔清洁。

（2）穴位按摩：取脾俞、胃俞、中脘、阳陵泉等穴。

（3）耳穴埋豆：取脾、胃、小肠、大肠、神门等穴。

（4）穴位贴敷：取中脘、胃俞、足三里等穴。

5. 发热

（1）观察体温变化。

（2）保持皮肤清洁，汗出后及时擦干皮肤、更换衣被，忌汗出当风。

（3）穴位注射，取曲池穴。

【辨证施护】

1. 肝胆气滞证

（1）加强情志调护，稳定情绪。

（2）饮食调护：宜食疏肝利胆的食品，如苦瓜、芹菜、白菜、丝瓜等。忌食壅阻气机的食品，如豆类、红薯、南瓜等。

（3）服用中药汤剂后，要注意观察疗效。

（4）腹痛或发热者，应卧床休息，配合针灸治疗。

2. 肝胆湿热证

（1）饮食以清淡、易消化、高维生素、低脂肪、低胆固醇、营养丰富的流质、半流质食物为主，应少食多餐，忌辛辣、油腻食物。宜食清热利湿的食品，如薏苡仁、黄瓜、芹菜、冬瓜等。伴高热、呕吐、腹胀明显者禁食或行胃肠减压。

（2）观察、记录黄疸、腹痛、恶心、呕吐等情况。

3. 气滞血瘀证

（1）注意休息，疼痛、高热者应卧床休息，可取半卧位。

（2）饮食宜清淡，多食水果、蔬菜。高热、胆胀、呕吐者应暂禁食。宜食疏肝理气、活血祛瘀的食品，如山楂、大枣等。胆胀明显者行胃肠减压。

（3）保持大便通畅，便秘时可给予番泻叶沸水泡饮，并观察大便情况。

4. 肝郁脾虚证

（1）加强情志调护，稳定情绪。

（2）饮食宜进疏肝健脾的食物，如莲藕、山药薏米芡实粥等。

5. 胆腑郁热证

（1）密切观察体温、脉搏、血压、神志、腹痛、尿量、尿色、舌象、脉象变化。

（2）宜食清热泻火的食品，如冬瓜、苦瓜、菊花泡茶饮等。

（3）加强生活护理，胃肠减压者保持口腔清洁，并做好导管护理。

（4）保持大便通畅，便秘者可服用润肠片。

【中医特色护理】

1. 特色技术

（1）穴位贴敷：改善经络气血的运行及五脏六腑的生理功能，有以肤固表、以表托毒、以经通脏、以穴驱邪和扶正强身之功效。取胆囊、脾俞、胃俞、肝俞、胆俞、神阙、中脘等穴。

（2）穴位注射：刺激经络穴位，治疗疾病。取足三里、曲池、胆囊等穴。

2. 食疗药膳

（1）蒲公英粥：蒲公英 40 ～ 60 g（鲜品用量为 60 ～ 90 g），粳米 50 ～ 100 g。取干蒲公英或鲜蒲公英（带根）洗净，切碎，煎取药汁，去渣，入粳米同煮为稀粥，以稀薄为好。稍温即服，每日 2～3 次。

（2）丹参田鸡汤：丹参 30 g，大枣 10 g，田鸡 250 g。将丹参布包，大枣去核，田鸡去皮洗净。加水同炖至田鸡熟后，去药包，加入食盐、味精等调服，每日 1 剂。

【健康教育】

1. 生活起居

病室安静、整洁，空气清新，温湿度适宜，急性发作时宜卧床休息。

2. 饮食调护

饮食宜清淡、易消化，进食不宜过饱，忌生冷、辛辣、煎炸、油腻、腥味、酸味等食物及刺激性的调味品，热重者多食水果及清凉饮料。

3. 情志调护

加强沟通，了解患者心理状态，指导其保持乐观情绪。指导患者采用移情相制疗法，转移其注意力。针对患者焦虑或抑郁的情绪变化，可采用暗示疗法或顺情从欲法。鼓励家属多陪伴患者，给予患者心理支持。指导患者和家属了解本病的相关知识，掌握控制疼痛的简单方法，如深呼吸、全身肌肉放松、听音乐等。

4. 自我保健

适当参加体育锻炼，如打太极拳、散步等，以增强体质。不宜剧烈运动，以免结石移位发生嵌顿而诱发胆绞痛。

十七、积聚

因七情、饮食、寒湿等致病因素交错夹杂，正气亏虚，脏腑失和，气滞、血瘀、痰浊蕴结腹内而致。以腹内结块，或胀或痛为主要临床表现，病位在肝、脾。

【证候分类】

1. 湿热内阻证 皮目黄染，黄色鲜明，恶心呕吐，口干苦或口臭，胁肋灼痛，或纳呆，或腹胀，小便黄赤，大便秘结或黏滞不畅，舌苔黄腻。

2. 肝脾血瘀证 胁痛如刺，痛处不移，朱砂掌，或蜘蛛痣色暗，或毛细血管扩张，胁下积块，胁肋久痛，面色晦暗，舌质紫暗，或有瘀斑瘀点。

3. 肝郁脾虚证 胁肋胀痛或窜痛，急躁易怒，口干口苦，纳差或食后胃脘胀满，腹胀，嗳气，便溏，舌质淡红，苔薄黄或薄白。

4. 脾虚湿盛证 纳差或食后胃脘胀满，便溏或黏滞不爽，腹胀，气短，乏力，恶心呕吐，自汗，口淡不欲饮，面色萎黄，舌质淡或齿痕多，舌苔薄白或腻。

5. 肝肾阴虚证 腰痛或腰酸膝软，眼干涩，五心烦热或低热，耳鸣，耳聋，头晕，眼花，胁肋隐痛，劳累加重，口干咽燥，小便短赤，大便干结，舌红少苔。

6. 脾肾阳虚证 五更泄，腰痛或腰酸腿软，阳痿，早泄，耳鸣，耳聋，形寒肢冷，小便清长或夜尿频数，舌质淡胖，苔润。

【常见症状护理要点】

1. 胁痛

（1）观察疼痛的部位、性质、程度、发作时间、伴随症状以及与气候、饮食、情志、劳倦的关系，避免疼痛的诱发因素。

（2）烫熨，用中药熨烫疼痛部位。湿热内阻证不宜此法。

（3）穴位贴敷，取肝俞、章门、阳陵泉等穴。

2. 腹胀

（1）观察腹胀的部位、性质、程度、时间、诱发因素，及伴随症状，观察腹胀发作的规律，定期测量腹围及体重。

（2）保持大便通畅，予腹部按摩，顺时针方向环形按摩，每次 15 ～ 20 分钟，每日 2 ～ 3 次，便秘者中药保留灌肠。

（3）穴位贴敷，取神阙穴。

（4）烫熨，用中药熨烫腹部，湿热内阻证不宜此法。

（5）艾灸，取足三里、中脘、天枢等穴。湿热内阻、肝肾阴虚发热者忌用此法。

（6）耳穴贴压，取肝、胃、大肠等穴。

3. 黄疸

（1）密切观察黄疸伴随症状，加强巡视。

（2）中药保留灌肠。

（3）中药熏洗。

4. 纳呆

（1）观察患者饮食情况、口腔气味、伴随症状及舌苔的变化，保持口腔清洁。

（2）穴位按摩，取足三里、脾俞、中脘等穴。

（3）艾灸，取脾俞、中脘、足三里等穴。

【辨证施护】

1. 湿热内阻证

（1）病室保持安静、整洁，室温宜偏低。

（2）饮食宜清淡，易消化，富含维生素，可多食荸荠、藕汁、西瓜汁、绿豆汤、冬瓜汤等清热祛湿之物，忌油腻、海腥、辛辣等。

（3）中药宜凉服。

2. 肝脾血瘀证

（1）安心静养，以助气血流通。

（2）饮食宜清淡，勿食过冷、过硬之品，吞咽缓慢，防止络破出血。

（3）中药汤剂宜温服。

3. 肝郁脾虚证

（1）做好情志调护，减轻患者思想负担，听音乐散步以调节情志，精神愉快、气机畅达则脾运有序。

（2）给予软食，宜进薏苡仁、萝卜、山药、扁豆等健脾食物，服用黄芪粥、党参粥、核桃粥等健脾之品，以及柑橘、佛手、萝卜等理气食物。

（3）中药汤剂温服。

4. 脾虚湿盛证

（1）给予软食，宜进薏苡仁、萝卜、山药、扁豆等健脾食物，适当服用黄芪粥、党参粥、核桃粥等健脾之品。

（2）中药汤剂偏温服。

（3）做好情志调护，减轻患者思想负担，听音乐散步以调节情志，精神愉快、气机畅达则湿浊宜化。

5. 肝肾阴虚证

（1）注意休息，劳逸结合。

（2）饮食宜清淡，易消化，富含维生素，可多食蔬菜、水果、瘦肉等清淡有营养的食物，进食瘦肉、大枣、紫河车、鳖甲等补养气血之物。

（3）中药汤剂宜温服。

6. 脾肾阳虚证

（1）给予软食，宜进薏苡仁、山药、扁豆、萝卜等健脾理气食物，服用黄芪粥、党参粥、核桃粥等健脾温中之品，少食甜食、糖类之品。

（2）中药汤剂浓煎热服。

【中医特色护理】

1. 穴位贴敷　取黄芪、当归、生地黄、熟地黄、柴胡、桃仁、三棱等研末，配制成膏药，如伴腹水，另加甘遂末 1 g 于膏药上。主穴仅取患侧，将膏药贴在期门和神阙穴。每日换药 1 次，3 个月为一疗程。

2. 中药保留灌肠　大黄 25 g，黄连 20 g，乌梅 20 g，牡蛎 30 g。水煎取汁 200 mL，温度控制在 37℃～39℃，每日 1 次。

3. 耳穴贴压　取穴肝、胆、脾、内分泌、交感、神门、皮质下，每 3 天更换 1 次，两耳交替使用。

4. 艾灸　第 1 日，取中脘、足三里各灸 30 分钟。第 2 日，取期门灸治 30 分钟，太冲灸治 25 分钟。第 3 日，取下脘、天枢、气海各灸 30 分钟。第 4 日，取肝俞、章门各灸 25 分钟。第 5 日，取乳根灸治 25 分钟，气冲灸治 30 分钟。第 6 日，取膈俞灸治 25 分钟，膻中、巨阙各灸 30 分钟。第 7 日，取脾俞、三阴交各灸 25 分钟。第 8 日，取胃俞灸治 25 分钟，不容灸治 20 分钟。第 9 日，取肾俞灸治 30 分钟，照海灸治 25 分钟。

5. 穴位按摩

（1）太冲清肝胆：以双手拇指指端着力，持续地点按此穴，每次点按30秒稍停片刻，共点按3分钟即可。

（2）肝俞疏肝气：用两个手指用力点按5～10分钟。

（3）期门解肝郁：用手指缓缓按摩期门穴，按摩3～5秒钟之后吐气，吐气时放手，吸气时再刺激穴道，如此反复，有酸麻的感觉才见效。

（4）三焦养肝气：两手四指交叉，横置于膻中穴，两掌根按在两乳内侧，自上而下，稍用力推至腹股沟，共推20次。

【健康指导】

1. 生活起居

保持病室整洁，空气清新，起居有常，避免劳累，保证充足的睡眠。

2. 饮食指导

清淡、易消化低脂半流饮食，不食山芋、土豆等胀气食物，勿暴饮暴食。

3. 情志调理

对于焦虑的患者，加强健康教育。对于恐惧或急躁易怒的患者，加强与患者沟通，增强患者治疗的信心，采用移情易性、澄心静志疗法，以疏导情志，稳定情绪。对于情绪低落或悲观失望的患者，鼓励患者积极参与社会活动，多与家人、同事、朋友沟通，建立良好的人际关系，争取社会支持，以利康复。

十八、丹毒

因皮肤、黏膜破损，使湿热火毒之邪乘隙侵入所致。以患部皮肤鲜红成片、色如涂丹，灼热肿胀，与正常皮肤有明显分界为主要临床表现。

【证候分类】

1. 风热毒蕴证 发于头面部，恶寒发热，皮肤焮红灼热，肿胀疼痛，甚则发生水疱，眼胞肿胀难睁。舌质红，舌苔薄黄，脉浮数。

2. 湿热毒蕴证 发于下肢，除发热寒战等症外，局部以红赤肿胀、灼热疼痛为主，亦可发生水疱、紫斑，甚至结毒化脓或皮肤坏死。舌苔黄腻，脉洪数。

3. 胎火蕴毒证 发于新生儿。多见于臀部，局部红肿灼热，可呈游走性，并有壮热烦躁等。

【常见症状护理要点】

1. 局部红赤肿胀

（1）抬高患肢 30°～ 40°，穿着合适的鞋袜和棉制衣物，减少摩擦、搔抓，避免强烈阳光直射患部皮肤。

（2）中药外洗（未溃期）。方法：金银花、连翘、蒲公英、紫花地丁、黄柏、牛膝、车前子、赤芍、牡丹皮、艾叶、大黄、甘草水煎，取药汁 1000 mL，温度保持在 40℃，将患肢置于药液中，以纱布淋洗患处 30 分钟，再以纱布浸湿药液敷于患处 20 分钟，每日 2 次。14 天一个疗程。

（3）中药外敷。组方：益黄膏（益母草与金黄散按 1∶1 配制而成），敷贴于患处，用清洁纱布包扎，每日 1 次。

（4）中药熏洗。组方：野菊花、土茯苓、忍冬藤、赤芍、粉丹皮、蝉衣、嫩桑叶、透骨草。以上诸药每日 1 剂，兑水浓煎，待稍凉后浸泡患肢 20 ～ 30 分钟，于敷药前 1 小时进行。

（5）刺络拔罐法。取穴阿是（患部）、大椎、曲池（双）、委中（双）。发于上部者，配合谷、尺泽；发于下部者配血海、足三里、解溪、太冲。用三棱针快速点刺，以微出血为度，然后拔罐 10 ～ 15 分钟，以每穴出血量约 0.5 ～ 1 mL 为度。其中解溪、太冲点刺出血，不拔罐。隔日 1 次，5 次为 1 疗程。

2. 发热

（1）鼓励患者饮水，1500 ～ 2000 mL/ 天，选用清热解毒中药煎汤代茶频频饮服，如菊花、金银花等。

（2）穴位按摩，取大椎、合谷、曲池等穴，按摩手法用泻法。

3. 疼痛

（1）观察疼痛的性质、部位、程度、持续时间。

（2）穴位按摩，取合谷、内关、足三里等穴。也可取足底反射区按摩疗法，取脾、胆囊、肾上腺、膝反射区，每个反射区分别按摩 3 分钟，每日 2 次。

（3）耳穴贴压，取神门、脑、交感、肾上腺、皮质下等穴。

（4）中药外敷。初期红肿热痛时可用马齿苋水剂煎液冷敷，或鲜白菜取汁混匀外敷。

（5）中药湿敷。采用五味消毒饮的主方，加苍术、黄柏、川芎、赤芍等，局部予以清热解毒中药湿热外敷。

4. 水疱

（1）保持局部皮肤清洁，忌用强刺激性沐浴品及热水烫洗局部皮肤，避免摩擦、搔抓及强烈阳光直接照射皮肤等，以免造成再次感染。

（2）中药外敷。出现水疱、血疱时可用一次性注射器抽取疱液，水疱破溃可用甘草油调祛湿散外敷，红肿未破溃者可用化毒散膏、芙蓉膏等量调匀外敷。

【辨证施护】

1. 风热毒蕴证

（1）发于头部，切忌吹风、日晒。波及眼眶周围者，用外涂药时，应妥为包扎、固定，并做好眼部护理。

（2）发于唇颊部者，应减少讲话，勿食生硬食物，做好口腔护理，用中药液漱口。

（3）发热、头痛剧烈时，给予穴位按摩止痛，如合谷、外关、曲池等穴。

2. 湿热毒蕴证

（1）急性期应卧床休息，保护局部勿受损伤。下肢丹毒，可抬高患肢，病变处可用药物外敷，并保持湿润，避免劳累及长久站立。

（2）中药熏洗。药液温度以患者能承受为宜，应先熏后温洗。

3. 胎火蕴毒证

（1）观察体温变化，防高热惊厥。

（2）中药汤剂宜凉服，多饮水，可用绿豆汤、芦根汤代茶饮。

【中医特色护理】

1. 敷药法 通经活络、清热解毒、活血化瘀、消肿止痛。

（1）黄连末 30 g，黄芩末、黄柏末、大黄末各 90 g。用水蜜煎成糊状，候冷，敷于患处，每天 3 次。

（2）伏龙肝 250 g，研细末，用熟鸡蛋熬油，调伏龙肝末成糊状，敷患处，每天 3 次。

（3）寒水石 20 g，滑石 30 g，黄连 30 g。研细末，以米醋调匀敷患处，本方适用于小儿丹毒，皮肤热赤者。

2. 中药湿敷　消肿散结、温经活血、收敛止痒。

取龙胆草、白头翁、黄芩、苦参、仙鹤草各 30 g，将其在冷水中浸泡 1 小时，煮沸 15 分钟，倒出药液，冷却之后，用药液浸湿无菌纱布，然后将其湿敷于患处。适用于周围皮肤瘙痒、渗出较多或伴有水疱糜烂者，每日 2 次，一般敷药 4 ～ 6 小时。

3. 中药熏蒸　适用于肢体肿胀、疼痛、溃疡创面不敛、久不收口者等。

4. 中药溻渍　疏导腠理、调通血脉。每日 1 ～ 2 次，每次 30 分钟，药液温度一般以 37℃～ 40℃为宜。

【健康指导】

1. 生活起居

注意与他人隔离，洁具专用。有足癣者，可用纯米醋或白醋，加温至 30℃，每晚睡前泡脚 1 次，以浸入患处即可，每次 30 分钟。

2. 饮食指导

宜食清热利湿，富含维生素、高蛋白的食品，忌食辛辣刺激、肥甘厚味的食品。

3. 情志调理

对待焦虑、抑郁的患者，采用言语开导法及移情疗法。对待疼痛紧张的患者，采用放松疗法，并指导患者练习各种养生保健操，如放松操、拍打操、太极拳等。

十九、乳岩

因情志失调、冲任不调、饮食失节及外感风寒之气所致。以乳房部结块、质地坚硬、高低不平，病久肿块溃烂、脓血污秽恶臭、疼痛日增为主要临床表现，病位在乳房，后期可有转移病灶。

【证候分类】

1. 肝郁痰凝证 情志抑郁，或性情急躁，胸闷胁胀、或伴经前期乳房作胀或少腹作胀。乳房部肿块皮色不变，舌苔薄，脉弦。

2. 冲任失调证 乳房肿块胀痛，两胁作胀，头晕目眩。或月经失调，腰腿酸软，五心烦热，目涩，口干。舌淡，舌苔薄，脉弦细。

3. 正虚毒炽证 乳房肿块迅速增大，溃后愈坚，渗流血水，不痛或剧痛。精神萎靡，面色晦暗或苍白，纳少，心悸失眠。舌紫或有瘀斑，舌苔黄，脉弱无力。

【常见症状护理要点】

1. 肢体肿胀

（1）抬高患肢，使其与心脏保持同一水平，患肢不宜进行静脉输液及测血压。

（2）指导患者做患肢握拳活动，每次 5 ～ 10 分钟，每日 2 ～ 3 次。

（3）中医外治，予以中药外敷、湿敷。

2. 疼痛

（1）耳穴贴压，取乳腺、腋下、肝、交感、内分泌等穴。

（2）中医外治，予以中药外敷。

3. 心烦易怒

（1）多与患者及家属交流，及时了解患者存在的心理问题，帮助其排忧解难。

（2）音乐疗法，舒缓情绪。焦虑患者听安静、柔和、婉约的乐曲，如高山流水、古筝等；抑郁患者听冥想式的乐曲，如沉思、古琴等。

（3）耳穴贴压，取心俞、肝俞、神门、脑、皮质下等穴。

4. 恶心、呕吐（化疗期间）

（1）观察呕吐物的量、色、性质，及时记录并报告医生。

（2）耳穴贴压，取脾、胃、交感、膈等穴位。

（3）艾灸，取中脘、关元、足三里、神阙等穴。

（4）穴位按摩，取足三里、合谷、内关等穴及两侧脊穴。

5. 四肢麻木（化疗期间）

（1）注意四肢保暖，穿棉袜，带棉质手套，防止受凉。

（2）穴位按摩，取足三里、手三里、太冲、阳陵泉、曲池、内关等穴。

（3）中医外治，予以中药溻渍。

【辨证施护】

1. 肝郁痰凝证

（1）中药汤剂宜三餐后凉服。

（2）宜食疏肝理气，化痰散结的食品。食疗方：海带汤。

2. 冲任失调证

（1）中药汤剂温服。

（2）宜食调理冲任，补益肝肾的食品。食疗方：红杞鲫鱼汤。

3. 正虚毒炽证

（1）中药汤剂宜温服。

（2）宜食解毒化瘀的食品。食疗方：绿豆粥。

【中医特色护理】

1. 食疗药膳

（1）山药炖老鸭：理气散结，健脾渗湿。适用于乳腺癌的康复患者。配料为鸭子 1 只，鸡内金 12 g，怀山药 20 g，党参 15 g，橘叶 25 g。

（2）金香鲫鱼汤：理气疏肝，化瘀软坚。配料为广郁金 10 g，制香附 6 g，当归 10 g，白芍 12 g，陈皮 5 g，鲫鱼 1 条（约 300 g）。本膳能养血和血，能消而不伐。

（3）雪羹汤：清化热痰，软坚散结。配料为荸荠（马蹄）120 g，海蜇 100 g。

（4）薏米粥：化湿消肿，和中运脾。配料为薏苡仁 20 g，糯米（或粳米）50 g。本膳用薏苡仁清热渗湿，和胃排毒，其所含米仁脂能抗癌。

2. 运动疗法

上肢伸展操：疏通全身经络，达到畅通气血、疏筋柔体、恢复肢体的功能。适宜于乳腺癌术后患侧肢体活动不利。

（1）术后 1 ～ 3 天：握拳运动（术后 24 小时，握松拳，五指张开，握紧，稍用力，还原。每日 3 次，每次 10 下）、手腕运动（术后 48 小时，使患肢处于功能位，手臂自然垂于胸前，手腕前后左右旋转。每日 3 次，每次 10 ～ 15 分钟）、前臂运动（术后第 3 天，上下屈伸前臂，肩关节夹紧。每日 3 次，每次 10 ～ 15 分钟）。

（2）术后 4 ～ 6 天：肘部运动（术后第 5 天，患侧手臂的肘部，手指触碰同侧耳部，手臂抬高放置对侧胸前。每日 3 次，每次 10 ～ 15 分钟）。

（3）术后 7 ～ 10 天：抱肘运动（术后第 7 天，患侧手放在胸前，患肢尽量靠紧身体，健侧手拖住患侧肘关节，抬高至胸前）、松肩运动（术后第 9 天，肩关节往前旋转，含胸，再往后旋转），每日 3 次，每次 10 ～ 15 分钟。

（4）术后 3 周：爬墙运动（术后 15 ～ 20 天，患者侧对墙壁，患侧手掌贴墙面逐渐沿墙往上伸，每次爬墙都做好标记，在做爬墙运动时，以患者的最高耐受为主）、甩手运动（术后 20 ～ 25 天，双前臂向前平屈，手心向前，双臂由前向下后方摆动，双前臂向前向上摆至头后侧），每日 3 次，每次 10 ～ 15 分钟。

【健康教育】

1. 生活起居

定期对健侧乳房进行自我检查，乳房切除的患者建议佩戴义乳，适当锻炼，如练习太极拳、气功、八段锦、伸展运动等。

2. 饮食指导

恶心者，宜食促消化、增加胃肠蠕动的食品，如生白萝卜捣汁饮用；呕吐者，进食止呕和胃的食品，频服姜汤（生姜汁 1 汤匙，蜂蜜 2 汤匙，加开水 3 汤匙调匀）。化疗期间，宜食促进消化、健脾开胃、补益气血的食品。放疗期间，宜食生津养阴、清凉甘润的食品。

3. 情志调理

鼓励患者主动抒发心中的不良情绪，保持心态稳定。使用转移注意力的方法，如阅读、倾听（音乐、广播）、写作、绘画、练书法等。

二十、肠痈

因饮食不洁、湿热内阻，使败血浊气壅遏于阑门所致，以转移性右下腹痛为主要临床表现，病位在肠。

【证候分类】

1. 气滞血瘀证　身热不高，腹痛隐隐，持续不休或阵发性加重，且多位于右下腹，或可触及包块，舌质淡红，苔薄白或白腻，脉弦或细。

2. 湿热蕴积证　身热口渴，腹痛明显，恶心呕吐，大便秘结或泄泻，小便短赤，舌质红，苔薄黄或白腻，脉弦数或滑数。

3. 热毒炽盛证　高热口干渴，腹硬满剧痛，面红目赤，口焦唇裂，大便干结，小便短赤，舌质干红或绛，苔黄燥或起芒刺，脉弦滑数，或洪大。

【常见症状护理要点】

1. 疼痛

（1）观察腹痛部位、性质、程度等。

（2）针刺：取足三里、阑尾穴、阿是穴，以行气活血，通络止痛。

2. 恶心、呕吐

（1）注意口腔清洁，及时清除呕吐物。

（2）耳穴埋豆，取神门、三焦等穴位。

3. 发热

（1）观察生命体征变化，物理降温。

（2）针刺，取合谷、曲池穴，以助退热。

（3）中药外敷，金黄膏或芒硝 15 g 调于生理盐水后敷于阑门穴，以促进炎症的吸收。

【辨证施护】

1. 气滞血瘀证

（1）针刺，取足三里、阑门穴、阿是穴等，以行气活血，通络止痛。

（2）中药外敷，取金黄膏或芒硝 15 g 调于 0.9% 氯化钠溶液，调和后敷于阑尾区，以促进炎症的吸收。

2. 湿热蕴积证

（1）中药汤剂宜温热服，汗多者宜多给清热解毒的绿豆汤、莲子汤。

（2）针刺，取合谷、曲池穴以退热。

（3）中药外敷，阑尾区用金黄膏或芒硝外敷。

（4）体位处理，应半坐位，尽量减少下床活动，以利于炎症被局限。

3. 热毒炽盛证

（1）严密观察生命体征的变化及腹部体征。发现突然高热、脉数、血压下降等早期休克表现，要及时报告医生。

（2）腹胀、呕吐等麻痹性肠梗阻者应禁食，配合给予胃肠减压和静脉输液，记录和观察胃液性质和量。

（3）绝对卧床休息，半卧位，以防肠间脓肿或膈下脓肿的发生而出现麻痹性肠梗阻。发现阑尾周围脓肿及包块、盆腔感染或脓肿时应及时处理。

【中医特色护理】

1. 食疗药膳

山药牛肉卷：牛肉 200 g，山药 70 g，洋葱 100 g，苹果 150 g。牛肉片包山药条，洋葱炒熟，苹果剁碎，把牛肉卷煮熟，淋上酱油、黄酒、姜末、苹果碎，放上洋葱。

2. 运动疗法

助消化操：将中医搅海、漱津、揉丹田的方法进行整合，增津补肾、强壮身体、调整胃肠、助消化，适用于腹部手术后。

（1）搅海：先用舌头在口内，牙齿上下左右轻轻搅动，顺时针9次，逆时针9次，共36次，然后，舌抵上颚，使唾液增多。

（2）漱津：将口中唾液鼓腮漱口9次。津液自生，渐至满口，分作3次，缓缓咽下，用意念把唾液引导到丹田，意守丹田3分钟。

（3）揉丹田：丹田位于肚脐下一寸至二寸处，相当于石门穴位置。方法是将手搓热后，用右手中间三指在该处旋转按摩50～60次。

【健康教育】

1. 生活起居

慎起居，防感冒，培养良好的生活方式。术后加强活动，防止肠粘连。避免重体力劳动，特别是增加腹压的活动，防止形成切口疝。

2. 饮食护理

避免饮食不节及饮食后剧烈运动；多吃蔬菜、水果，多饮水，保持大便通畅。

3. 情志护理

做好心理安慰与疏导，缓解患者的紧张心理。

二十一、臁疮

因久站或过度负重，而致小腿筋脉横解，青筋显露，瘀停脉络，久而化热，或因小腿皮肤破损染毒，湿热下注所致。以疮口经久不能收口，或收口后每因损伤而复发为主要临床表现。

【证候分类】

1. 湿热下注证　疮面色暗，腐肉较多，脓液稠厚，胬肉突起，疮周红肿热痛，可伴发热或低热，口苦且干，大便秘结，小便黄赤。舌质红，舌苔黄腻，脉数。

2. 气虚血瘀证　溃疡日久，腐肉已脱，起白色厚边，疮面肉芽暗紫不鲜，疮周皮肤肿胀，肤色暗黄。舌暗红或淡紫，或有瘀斑，舌苔白腻，脉细涩。

3. 脾虚湿盛证　溃疡日久，疮面脓少而腐肉多，肉芽肿胀不泽，疮周肿硬，纳食腹胀，口中黏腻，口干不欲饮，身重乏力，大便溏薄。舌淡，舌苔白腻，脉滑或沉细无力。

【常见症状护理要点】

1. 发热

（1）严密监测生命体征，高热者给予物理降温，出汗较多者及时擦干皮肤，保持皮肤和床单清洁、干燥。

（2）鼓励患者多饮水 1500 mL/ 天，可用菊花、金银花泡水代茶饮，以清热解毒。

（3）饮食易消化，均衡营养，注意优质蛋白的摄入，如鸡蛋、牛奶、瘦肉等。

2. 疮面腐肉未脱

（1）中医外治：疮面脓腐较多难以清疮者，外敷提脓祛腐药物或油膏，如逐腐祛瘀胶囊、红油膏等；渗出较多者，予清热解毒利湿收敛的中药煎液湿敷患处，如黄连、马齿苋、土槿皮等，外用油膏贴敷。

（2）疮周红肿灼热明显者，予清热解毒消肿油膏贴敷，如金黄膏等。

（3）脓水多而臭秽，引流通畅者，予中药熏蒸局部疮面，每日 1 次。

3. 疮面新肌不生

（1）中医外治：疮面干燥者，予补虚活血生肌中药油膏贴敷；新生肉芽及上皮生长缓慢者，予补虚活血通络生肌中药煎剂湿敷，如黄芪水煎液等。

（2）新肌难生或不生者，予中药熏蒸、艾灸疮面，每日 1 次。

4. 疮周痒痛

（1）保持疮周皮肤清洁、干燥，避免摩擦。

（2）中医外治：局部瘙痒者，予清热利湿收敛药物或止痒洗剂外涂，如紫草油、三黄洗剂、三石散、黄连膏等，以收涩止痒，减少皮肤浸渍。

（3）穴位按摩，选择中脘、足三里、内关、合谷、曲池等穴位。

【辨证施护】

1. 湿热下注证

（1）病室宜安静，光线柔和，患者疮面因秽臭难闻，故应注意室内的通风换气。

（2）服中药期间，少食黏腻，忌辛辣、煎炸助火之品，戒酒。

（3）肿胀明显者，卧床休息，避免长时间行走站立，抬高患肢，以利静脉回流。

（4）予新鲜马齿苋、绿豆煎汤服用，以助清热利湿。食疗方：冬瓜排骨汤等。

2. 气虚血瘀证

（1）患者体质虚弱，行动不便，需加强生活护理，做好口腔及皮肤护理。

（2）换药时动作轻柔，以免损伤新生上皮。溃疡腐肉已尽者，采用热烘疗法，温通疮面局部经络，促进疮面愈合。

（3）宜进食高营养、高蛋白、高维生素的食材，如瘦肉、山楂、大枣、莲子、新鲜蔬菜水果等，以增强机体抵抗力。食疗方：薏苡仁黄豆汁、黄鳝粥等。

3. 脾虚湿盛证

（1）饮食宜半流质食物或软食，新鲜马齿苋、绿豆煎汤服食，可清利湿热。

（2）做好患者的生活护理，便溏者每次大便后用温水清洗肛门并擦干，外扑松花粉，以免肛周湿疹发生。

（3）指导患者正确使用弹力绷带，讲解使用绷带的重要性。

（4）中药汤剂应空腹或饭前服用，服药期间观察症情变化，如舌苔黄腻，大便黏滞不爽，应报告医生，平时服用红枣汤，以健脾利湿。

【中医特色护理】

1. 中医特色技术

（1）中药外敷：

①取煅炉甘石 180 g、煨寒水石 45 g、樟脑 12 g，分别研细末。再把猪板油 90 g 熬化，加入黄蜡、白蜡各 120 g 熬化，投入煅甘石及煨寒水石末熬煎搅匀成膏，取下候冷，加入樟脑末调匀，厚敷患处。1 周换 1 次药。此方适用于臁疮久不收口。

②方法二：取杜仲 30 g，冰片 1.5 g，炉甘石 8 g，分别研细末，用 60 g 熟猪油调匀，敷于疮面。每天换 1 次药。

（2）中药湿敷：马齿苋 50 g，蒲公英 30 g，地丁 30 g，黄柏 30 g，甘草 10 g。煎汤冷湿敷，每日 3 次，每次 30 分钟。适用于疮周皮肤瘙痒、渗出者。

（3）艾灸：取穴阿是（疮面）、足三里、关元，采用温和灸，各灸 5 ～ 15 分钟。

2. 运动疗法

（1）无创经络功：调畅气血，营卫调和，适用于下肢静脉回流不畅，取涌泉、足三里、八风、三阴交、气海等穴位。每日 1 次。

（2）特色脉管康复太极操：使人体的四肢经络气血得以正常流通，调节人体的阴阳平衡，舒展筋骨，培养正气，适用于下肢脉管病。

【健康教育】

1. 生活起居

注意休息，适度活动；卧床时抬高患肢，观察趾端血运是否正常；避免久行久立、跷二郎腿，教会患者腿部按摩，两手分别放在小腿两侧，由踝部向膝关节揉搓小腿肌肉。站立时做踮脚运动，或做小腿的踢腿运动。

2. 饮食指导

宜食清淡、易消化的高维生素、高蛋白、高热量、富纤维素、低脂饮食。

3. 情志调理

采用暗示疗法、说理开导法，引导患者自觉地戒除不良心理因素，调和情志。鼓励家属多陪伴患者，亲朋好友给予情感支持。

二十二、肺炎喘嗽（儿科）

因风邪犯肺、痰阻气道，使肺气郁闭所致。以小儿发热、咳嗽、气急、鼻扇为主要临床表现，病位在肺。

【证候分类】

1. 风寒闭肺证 恶寒发热，无汗不渴，咳嗽气急，痰稀色白。舌淡红，苔薄白，脉浮紧。

2. 风热闭肺证 发热恶风，微有汗出，口渴欲饮，咳嗽，痰稠色黄，呼吸急促，咽红。舌质红，舌苔薄黄，脉浮数。

3. 痰热闭肺证 壮热烦躁，喉间痰鸣，痰稠色黄，气促喘憋，鼻翼扇动，或口唇青紫。舌质红，苔黄腻，脉滑数。

4. 阴虚肺热证 病程延长，低热汗出，面色潮红，干咳无痰。舌质红而干，光剥苔，脉细数。

5. 肺脾气虚证 病程延长，低热起伏，气短多汗，咳嗽无力，纳差，便溏，面色㿠白，神疲乏力，四肢欠温。舌偏淡，舌苔薄白，脉细无力。

6. 心阳虚衰证 面色苍白，紫绀，呼吸困难加剧，汗出不温，四肢厥冷，神萎淡漠或烦躁不宁，肝脏进行性增大。舌紫暗，舌苔薄，脉微弱细数。

【常见症状护理要点】

1. 咳嗽、咯痰

（1）保持舒适体位，取半卧位或半坐卧位，持续性咳嗽时，可频饮温开水，以减轻咽喉部的刺激。

（2）加强气道湿化，痰液黏稠时多饮水，行中药雾化吸入，并协助拍背。

（3）耳穴贴压（耳穴埋豆），取肺、气管、神门、皮质下等穴位。

（4）穴位贴敷，三伏天取肺俞、膏肓、定喘、天突等穴位。

（5）食用化痰止咳的食疗方，如杏仁、梨、陈皮粥等。

2. 气促、喘憋

（1）保持病室安静、整洁、空气流通、温湿度适宜，避免灰尘、刺激性气味。

（2）选用质软、易消化的饮食，以高蛋白、高维生素的新鲜蔬菜、水果为宜，发生呛咳或呼吸困难时应暂停喂食。

3）穴位贴敷，取大椎、定喘、肺俞、脾俞、天突等穴。

4）穴位按摩，取列缺、内关、气海、关元、足三里等穴。

3. 发热

（1）保持病室整洁、安静，空气清新流通，温湿度适宜。

（2）采用温水擦浴、冰袋等物理降温措施，患儿汗出时，及时协助擦拭和更换衣服、被服，避免汗出当风。

（3）饮食以清淡、易消化、富营养为原则，多食新鲜水果和蔬菜。

（4）刮痧疗法：感受外邪引起的发热，选择大椎、风池、肺俞、脾俞等穴位。

【辨证施护】

1. 风寒闭肺证

（1）病室宜温暖，避免烟尘等刺激，防止患者感受风寒，并注意患者背部、颈部及两手臂的保暖。

（2）进食宜温热，忌食凉菜及寒凉的瓜果。

（3）高热伴恶寒者，温水擦浴。观察热势、汗出情况。

2. 风热闭肺证、痰热闭肺证

（1）室内宜凉爽、通风。衣被不宜太厚。

（2）饮食宜清淡可口，中药汤剂宜温凉频服。鼓励多饮水及梨汁等，也可用鲜芦根煎水代茶饮。

3. 阴虚肺热证

（1）饮食宜凉润、清淡，适合患儿口味，鼓励多饮西瓜汁、橙汁或淡盐水等。

（2）潮热盗汗者，应及时更换汗湿的衣服，用温水擦浴或沐浴，保持皮肤清洁。

（3）干咳者，可用川贝粉、冰糖炖雪梨，1 岁以内一般不采用此法。

（4）肺部啰音久不消者，可用拔罐疗法。

4. 肺脾气虚证

（1）室内温度宜偏暖，保证患者的休息及睡眠。

（2）加强饮食调理，可服用太子参与白术炖鸡汤、薏苡仁粥等。食欲差者，应少食多餐。

5. 心阳虚衰证

（1）取半卧位静卧，加强保暖及防护措施，必要时由专人陪护。

（2）观察患者生命体征、神志、面色等变化，记录 24 小时出入量，应低盐饮食，少饮水，应用利尿剂时应观察尿量变化，防止水、电解质、酸碱平衡紊乱。

（3）遵医嘱严格控制输液滴速，观察用药反应，如心率＞140次/分，或出现间歇脉等心律紊乱、恶心呕吐等症状，应立即报告医生。

【中医特色护理】

1. 中医特色技术

（1）中药保留灌肠：清热宣肺，适用于咳嗽痰黄，发热少汗，无明显喘憋症状。取麻黄3 g，杏仁8 g，石膏20 g，葶苈子6 g，鱼腥草、蒲公英各30 g。浓煎取汁40～60 mL，每日分2次保留灌肠。

（2）穴位敷贴：冬咳贴三伏，夏咳贴三九。

2. 食疗药膳

（1）瓜蒌茶：辅治痰热咳嗽。选用全瓜蒌30个，洗净，蒸熟压扁晒干，切丝，煎水，代茶饮。

（2）川贝杏仁饮：辅治肺炎痰鸣。川贝母6 g，杏仁3 g，冰糖或蜂蜜少许。洗净的川贝、杏仁同置锅内加水煮沸后，放入冰糖或蜂蜜，文火煮30分钟。每日临睡前服5～10 mL。

【健康教育】

1. 生活起居

保持室内清洁，空气流通，避免直接当风。室内安静避免噪音，禁止吸烟，定时开窗通风，保证患儿充足的睡眠。平时加强体格锻炼，经常户外活动，多晒太阳，提高对气温变化的适应能力。在流行感冒时少去公共场所，定期体检，按时预防接种。

2. 饮食指导

加强对小儿合理喂养及饮食调理，平时亦可常服一些保健食物，如莲子、百合与鸡蛋同煮，饮汤食蛋，对体虚咳痰不利者有效。勿食生冷、甜腻食物。

二十三、腹痛（儿科）

因外感时邪或内伤乳食所致。以脘以下、脐的两旁及耻骨以上部位发生疼痛为主要临床表现，病位在脾、胃、肠。

【证候分类】

1. 寒凝气滞证 腹痛阵阵，得温较舒，面色苍白，痛甚则额部冷汗出，唇色紫暗，肢冷，小便清长。舌质白，舌苔白腻，脉弦。

2. 乳食积滞证 脘腹胀满，大便酸臭，吐泻后痛减。舌苔白腻，脉滑。

3. 气滞血瘀证 脘腹胀闷，疼痛拒按，或痛有定处，痛如针刺，或触及包块，推之不移，按之痛剧。舌质紫暗或有瘀点，苔少，脉涩。

4. 脏腑虚冷证 腹痛隐隐，时作时止，痛处喜按，喜热恶冷，纳呆神倦，或食后作胀，大便稀溏。舌淡，舌苔白，脉沉弱。

5. 虫积肠道证 绕脐腹痛，时作时止，痛时面色苍白，屈腰翻滚，缓解时嬉戏如常。舌淡，舌苔薄白，脉弦。

【常见症状护理要点】

1. 腹痛

（1）观察腹痛性质、部位及伴随症状，发现异常，报告医生，配合处理。

（2）虚寒型腹痛，注意保暖避寒，腹部用腹带或置热水袋，忌生冷饮食。

（3）腹痛剧烈者，予以针刺、艾灸或中药热熨腹部止痛。

（4）腹胀痛者，予以耳穴埋豆或肛管排气。

2. 泄泻

（1）观察大便的次数、色、质、量、气味。

（2）神阙穴贴敷：选择适当药物，加工成粉末，用醋或料酒调成糊状，敷在神阙穴，即肚脐。

（3）耳穴埋豆：取脾、胃、大小肠、神门等穴。

（4）推拿疗法：方法常见有补脾、推板门、调大肠、摩腹、揉脐等。

【辨证施护】

1. 寒凝气滞证

（1）注意保暖，尤其是腹部保暖。

（2）中药汤剂宜热服。

（3）予以拔罐及刮痧。

2. 乳食积滞证

（1）严格控制饮食量，观察腹胀、呕吐等情况。

（2）予以推拿疗法。

3. 气滞血瘀证

（1）注意保暖，观察腹痛性质、程度和部位。

（2）中药汤剂宜温热服。

（3）腹痛时注意休息，予以自上而下按揉腹部，使气顺而痛缓，按揉足三里、脾俞、胃俞等穴，或予针刺疗法。

4. 脏腑虚冷证

（1）注意腹部保暖。观察观察腹痛性质、程度和部位。

（2）饮食宜温，可食甘温益气之品。中药汤剂宜热服。

（3）腹部可予以热敷或烫熨法。

5. 虫积肠道证

（1）注意饮食卫生，做到饭前、便后洗手。

（2）虫痛时，予以腹部热敷或烫熨法，并行腹部推拿按摩。

【中医特色护理】

1. 中医特色技术

（1）拔罐法：促进气血运行，有祛风、散寒、止痛之效。常用于小儿腹痛、哮喘等病。

（2）刮痧法：适用中暑、饮食不洁引起的腹痛吐泻等病。取背、胸及四肢的肘弯、膝弯部，每一部位刮 20 次左右，以皮下微显紫红色痧点即可。

2. 小儿推拿疗法

（1）清胃经：胃经穴位于大鱼际外侧，赤白肉际之间。操作时，沿赤白肉际，自腕横纹推向掌指横纹，100 ～ 500 次，具有调胃、和胃、化积清热之功效。

（2）揉脾俞：脾俞位于背部第十一胸椎棘突旁开 1.5 寸。操作时，用拇指或中指点揉此穴 10 ～ 50 次，可调理脾气，治疗食积、痰饮等证。

（3）揉四横纹：为食、中、无名、小指掌面第一指间关节横纹。操作时，掐揉四横纹从食指纹至小指纹，每揉 3 ～ 5 次掐 1 次。具有化积消痞之功效，能治疗胃痛、腹痛等。

（4）捏脊疗法：主要刺激小儿背部脊柱两侧的华佗夹脊穴，起到疏通经络、调整阴阳、促进气血运行、改善脏腑功能以及增强机体抗病能力等作用，在健脾和胃方面的功效尤为突出。一般一个疗程 10 天，捏 1 ～ 3 个疗程，适用于小儿疳积、消化不良、厌食、腹痛腹泻、呕吐、便秘等症。

【健康教育】

1. 生活起居

适寒温，避免外邪侵袭，寒痛者尤需注意腹部保暖。

2. 饮食护理

节制饮食并注意饮食卫生，避免暴饮暴食，不食生冷食物及瓜果。

3. 自我保健

有肠道寄生虫者，应及时治疗，养成规律的排便习惯。

二十四、项痹

因长期低头工作，感受风寒，年老体虚等所致。以颈肩部疼痛、上肢及手指的放射性疼痛、麻木、无力为主要临床表现，病位在颈项。

【证候分类】

1. 风寒痹阻证　颈、肩、上肢窜痛麻木，以痛为主，头有沉重感，颈部僵硬，活动不利，恶寒畏风。舌淡红，苔薄白，脉弦紧。

2. 血瘀气滞证　颈肩部、上肢刺痛，痛处固定，伴有肢体麻木。舌质暗，舌苔薄，脉弦。

3. 痰湿阻络证　头晕目眩，头重如裹，四肢麻木不仁，纳呆。舌暗红，舌苔厚腻，脉弦滑。

4. 肝肾不足证　眩晕头痛，耳鸣耳聋，失眠多梦，肢体麻木，面红目赤。舌质红，少津，舌苔薄，脉弦。

5. 气血亏虚证 头晕目眩，面色苍白，心悸气短，四肢麻木，倦怠乏力。舌淡，舌苔薄，脉细弱。

【常见症状护理要点】

1. 颈肩疼痛

（1）慎起居、避风寒，防风寒阻络致经脉不通，引发疼痛。

（2）颈椎牵引，及时评估牵引效果及颈肩部疼痛情况。

（3）中药熏蒸、中药外敷、拔火罐等治疗，痛点处可行穴位揉药或涂擦治疗。

2. 眩晕

（1）评估眩晕的性质、发作或持续时间，及与体位改变的关系。

（2）指导患者正确佩戴颈托。

（3）耳穴埋豆，取神门、肝、脾、肾、降压沟、心、交感等穴位。

（4）穴位按摩，选择百会、风池、上星、头维、太阳、印堂等穴位，每次 20 分钟，每晚睡前 1 次。

（5）穴位贴敷，可选择双足涌泉穴，每日 1 次。

3. 肢体麻木

（1）主动活动麻木肢体，可用指尖叩击、拍打按摩麻木部位，减轻或缓解症状。

（2）予中药熏蒸、刮痧等治疗，避免烫伤或意外损伤。

（3）颈椎牵引，及时巡视观察患者有无不适，如有麻木加重，告知医生，适当调整牵引角度、重量、时间等。

4. 颈肩及上肢活动受限

（1）评估活动受限的范围和患者生活自理能力。

（2）指导并协助四肢关节功能锻炼，防肌肉萎缩。

（3）中药熏蒸、艾灸等治疗，注意防烫伤。

5. 不寐

（1）睡前服热牛奶、温水泡脚，按摩双侧太阳穴，印堂穴，听舒缓轻音乐。

（2）耳穴埋豆，取神门、心、皮质下、耳尖等穴。

【辨证施护】

1. 风寒痹阻证

（1）起居应注意保暖，避免在阴冷潮湿环境中运动及生活，运动要适量。

（2）用手掌搓热后放于颈部及大椎穴，用艾条灸大椎、风池、足三里穴各 15 分钟，2 次 / 天。

（3）中药汤剂宜热服。

（4）宜进祛风散寒温性食物，如大豆、羊肉、狗肉、胡椒、花椒等。食疗方：鳝鱼汤、当归红枣煲羊肉等。

2. 血瘀气滞证

（1）病室宜空气新鲜，寒温适宜，并保持安静。

（2）中药汤剂宜温服。

（3）中药外敷，或用中药保健枕。

（4）宜进食行气活血、化瘀解毒的食品，如山楂、白萝卜、木耳等。食疗方：醋泡花生等。

3. 痰湿阻络证

（1）保持乐观情绪，注意寒温调适，以避免过度精神和冷热刺激，培养规律日常生活习惯，防起居劳累。

（2）纳呆者，予以针刺内关、丰隆、解溪等穴。

（3）宜进健脾除湿之品，如山药、薏苡仁、赤小豆等。食疗方：冬瓜排骨汤等。

4. 肝肾不足证

（1）入睡困难者可睡前热水泡脚及饮热牛奶，予按摩双足涌泉穴 3 ～ 5 分钟。

（2）针刺疗法，取肾俞、肝俞、三阴交等穴。

（3）艾灸，取中脘、关元、足三里穴，各 15 分钟，2 次 / 天。

（4）肝肾阴虚者宜进食滋阴填精、滋养肝肾之品，如枸杞子等。药膳方：虫草全鸭汤。肝肾阳虚者宜进食温壮肾阳，补精髓之品，如黑豆、核桃、杏仁、腰果等。食疗方：干姜煲羊肉。

5. 气血亏虚证

（1）起居动作要缓慢，避免头部体位迅速改变，观察并记录眩晕发作时间、程度、性质及血压脉象变化。

（2）穴位按摩，取中脘，脾俞、胃俞，各 3 分钟，2 次 / 天。

（3）针刺，取气海、关元、百会、足三里等穴。

（4）艾灸，取中脘、气海、足三里穴，各 15 分钟，2 次 / 天。

（5）宜进食益气养阴的食品，如莲子、红枣、龙眼等。食疗方：龙眼莲子汤、大枣圆肉煲鸡汤等。

【中医特色护理】

1. 运动疗法

（1）颈部活动操：通过头颈部上下左右，简单轻缓转动头部、颈部的方式，疏通经络、畅通气血、疏利关节。每日 1

次，每次 10 ～ 20 分钟。

（2）拍打疗法：用手的不同部位，在人体的穴位、经络、病变部位，有规律的击打，舒筋通络、活血化瘀、理气止痛，取云门、风市、肩井、阳陵、足三里、神阙、命门、带脉等穴位。每日 1 ～ 2 次，每次 20 分钟。

（3）八段锦：疏通经络、消结散瘀，达到畅通气血、疏筋柔体的功效。

（4）拔项法：吸气时头顶向上伸展，下颌微收，双肩下沉，使颈部后方肌肉紧张用力，坚持 3 秒钟，然后呼气放松。每日 2 次，每次 10 分钟。

（5）保健“米字操”：身体直立，双手自然下垂，挺胸、抬头，目视前方，颈部向左侧屈，吸气，复原时呼气，再向右侧屈。颈前屈，下颌贴胸。颈后伸到最大限度。头向左斜上方摆动至最大限度，再向右斜上方摆动至最大限度，配合呼吸。向左斜下方摆头至最大范围，再向右斜下方摆动至最大范围，整个过程就像头部在写出一个“米”字的感觉。每日 1 ～ 2 次，每次 20 分钟。

2. 特色技术

（1）中药热敷：可以消除局部瘀血、炎症、水肿。

（2）中药溻渍：取舒筋定痛散药粉 100 g，加黄酒少许，调制呈糊状，并用微波炉加热，均匀的涂抹在颈肩部，保鲜膜覆盖，保暖 1 小时。

（3）刮痧：取风池、肩井、大椎、风门、天宗等穴。一般每个部位 3 ～ 5 分钟，最长不超 20 分钟，每隔 3 到 5 天可重复治疗。

（4）拔火罐：适用于遇寒加重或因受凉发作的项痹病，于颈项、肩背部或患侧上肢行闪罐、走罐、留罐等。

【健康教育】

1. 生活起居

避免长时间低头劳作，伏案工作时，每隔1～2小时，活动颈部，如仰头或将头枕靠在椅背上或转动头部。座椅高度要适中，以端坐时双脚刚能触及地面为宜。避免长时间半躺在床头，屈颈斜枕看电视、看书。睡眠时应保持头颈部在一条直线上，避免扭曲，枕头长要超过肩，不宜过高，为握拳高度（平卧后），枕头的颈部稍高于头部，可以起到良好的放松作用。避免颈部悬空。

2. 情志护理

多与患者沟通，及时消除不良情绪。

3. 自我保健

增强体质，加强锻炼，增加颈部肌力锻炼。

二十五、腰痛

因腰椎间盘变性、纤维环破裂、髓核突出压迫脊神经根所致，以腰腿痛为主要临床表现，病位在腰部。

【证候分类】

1. 血瘀气滞证 腰腿痛剧烈，痛有定处，腰部僵硬，俯仰活动艰难，舌质紫暗，或有瘀斑，舌苔薄白或薄黄，脉弦紧或涩。

2. 寒湿痹阻证 腰腿部冷痛重着，转侧不利，虽静卧亦不减或反而加重，遇寒痛增，得热则减，伴下肢活动受限，舌质胖淡，苔白腻，脉沉紧或濡缓。

3. 湿热痹阻证 腰筋腿痛，痛处伴有热感，或见肢节红肿，活动受限，口渴不欲饮，舌质红，苔黄腻，脉濡数或弦数。

4. 肝肾亏虚证 腰腿痛缠绵日久，反复发作，乏力，劳则加重，卧则减轻。分为肝肾阴虚及肝肾阳虚。阴虚证见：心烦失眠，口苦咽干，舌红少津，脉弦细数。阳虚证见：四肢不温，形寒畏冷，舌质淡，苔薄，脉沉细。

【常见症状护理要点】

1. 腰腿疼痛

（1）评估疼痛的诱因、性质、腰部活动、下肢感觉、运动情况。

（2）腰部予中药贴敷、中药热熨、拔火罐、中药熏蒸。

（3）给予牵引疗法，牵引重量根据患者的耐受进行。

（4）耳穴埋豆，减轻疼痛。常用穴位：神门、交感、皮质下、肝、肾等。

2. 肢体麻木

（1）评估麻木部位、程度以及伴随的症状，并做好记录。

（2）协助患者按摩拍打麻木肢体，力度适中，增进患者舒适度，并询问感受。

（3）局部予中药熏洗、中药溻渍、艾灸等治疗。

（4）穴位注射，常用穴位：足三里、环跳、委中、承山等。

3. 下肢活动受限

（1）评估患者双下肢肌力及步态，对肌力下降及步态不稳者，做好安全防护措施，防止跌倒及其他意外事件发生。

（2）中药热熨、中药熏洗、穴位贴敷等治疗。

【辨证施护】

1. 血瘀气滞证

（1）急性期应绝对卧硬板床休息，观察疼痛的部位、时间、性质和程度等。

（2）疼痛剧烈者局部用疏筋活血方湿热敷，以缓解疼痛。

（3）饮食宜进行气活血化瘀之品，如黑木耳、金针菇、桃仁等。

2. 寒湿痹阻证

（1）注意保暖，避免感受风寒湿邪。

（2）饮食宜进温经散寒、祛湿通络之品，如砂仁、羊肉、蛇酒等。

（3）祛寒化湿之中药汤剂宜偏热服，并观察服药后效果。

3. 湿热痹阻证

（1）病室宜干燥、通风。

（2）宜进食清热利湿通络之品，如丝瓜、冬瓜、赤小豆、玉米须等。

（3）中药汤剂宜温服。

4. 肝肾亏虚证

（1）肝肾阴虚者宜进食滋阴填精、滋养肝肾之品，如枸杞子、黑芝麻、黑白木耳等。肝肾阳虚者宜进食温壮肾阳，补精髓之品，如黑豆、核桃、杏仁、腰果、黑芝麻等。

（2）注意腰背部保暖，可予以热敷。

（3）中药汤剂宜热服或温服，并观察服药后效果。

【中医特色护理】

1. 中医特色技术

（1）牵引，腰椎牵引后患者宜平卧 20 分钟再翻身活动。

（2）中药贴敷：外敷痹痛散，将牡丹皮、马钱子、两面针、秦艽、闹洋花等中药按比例研成粉剂，用水、蜜糖拌成糊膏状，热敷穴位，每次每穴约 5 ～ 10 g。取阿是、腰阳关、大肠俞、关元俞、腰眼、阳陵泉、环跳等穴，可根据病情加减。每次外敷 6 ～ 7 小时，隔天 1 次，7 次为 1 疗程。

（3）药熨：将籽类药物（白芥子、苏子、吴茱萸、菟丝子、补骨脂各 100 g 组成）混合后装入袋内，放入微波炉中用中火加热 3 ～ 4 分钟后，在患者腰背部进行药熨治疗，每天 1 次，每次 20 分钟，连续治疗 3 周。

（4）中药溻渍：取丹参 15 g，当归 15 g，乳香 10 g，红花 10 g，穿山甲 10 g，桃仁 10 g，栀子 10 g，大黄 5 g，合欢皮 15 g。研成粉末，以蜂蜜调匀后，平铺于纱布上，加热后，外敷于患处。每次 1 个部位，约 20 分钟。

（5）艾灸：主穴为至阳、关元俞、腰夹脊，配穴为阳陵泉、昆仑。

（6）穴位注射：取病变椎体夹脊穴、环跳、风市、委中、阳陵穴、承山。5 ～ 7 天注射 1 次，6 次为 1 个疗程。

2. 运动疗法

（1）腰椎活动操：通过对腰背肌的主动运动，增强腰部肌肉和韧带的力量，疏通经络，消结化瘀，畅通气血，减轻和消除腰、臀部及下肢的疼痛麻木等症状，促进腰椎功能的恢复。每日 3 ～ 4 次。

（2）拍打疗法：用手的不同部位，在人体的穴位、经络、病变部位，有规律地击打，舒筋通络、活血化瘀、理气止痛，取云门、风市、肩井、阳陵、足三里、神阙、命门、带脉等穴位。每日 1 ～ 2 次，每次 20 分钟。

【健康教育】

1. 生活起居

做好腰部保护，防止腰部受到外伤，尽量不弯腰提重物，减轻腰部负荷。日常生活与工作中，注意对腰部的保健，提倡坐硬板凳，宜卧硬板薄软垫床。工作时要做到腰部姿势正确，劳逸结合，防止过度疲劳，同时还要防止寒冷等不良因素的刺激。

2. 加强腰背肌功能锻炼

（1）飞燕式锻炼：患者俯卧位，双下肢伸直，两手贴在身体两旁，下半身不动，抬头时上半身向后背伸，每日 3 组，每组做 10 次。逐渐增加为抬头上半身后伸与双下肢直腿后伸同时进行。腰部尽量背伸形似飞燕，每日 5 ～ 10 组，每组 20 次。

（2）五点支撑锻炼：患者取卧位，以双手叉腰作支撑点，两腿半屈膝 90°，脚掌置于床上，以头后部及双肘支撑上半身，双脚支撑下半身，成半拱桥形，当挺起躯干架桥时，膝部稍向两旁分开，速度由慢而快，每日 3 ～ 5 组，每组 10 ～ 20 次。适应后增加至每日 10 ～ 20 组，每组 30 ～ 50 次，以锻炼腰、背、腹部肌肉力量。

3. 情志调理

用移情疗法，转移或改变患者的情绪和意志，舒畅气机，怡养心神，有益患者的身心健康。

二十六、痔

因饮食不洁，燥热内生，下迫大肠及久坐、负重远行等所致。以便血、肛门有肿物、坠胀、异物感或疼痛为主要临床表现。根据发病部位分为内痔、外痔、混合痔。

【证候分类】

1. 风伤肠络证 大便带血、滴血或喷射状出血，血色鲜红，大便秘结或有肛门瘙痒。舌质红，苔薄白或薄黄，脉浮数。

2. 湿热下注证 便血色鲜，量较多，肛内肿物外脱，可自行回纳，肛门灼热，重坠不适。舌质红，苔黄腻，脉滑数。

3. 气滞血瘀证 肛内肿物脱出，甚或嵌顿，肛管紧缩，坠胀疼痛，甚则内有血栓形成，肛缘水肿，触痛明显。舌质暗紫，苔白或黄，脉弦细涩。

4. 脾虚气陷证 肛门松弛，似有便意，内痔脱出不能自行回纳，需用手法回纳。便血色鲜或淡，伴头晕、气短、面色少华、神疲自汗、纳少、便溏等。舌淡胖，苔薄白，脉弱。

【常见症状护理要点】

1. 便血

（1）观察出血的色、质、量及伴随症状。若出现面色苍白、脉搏加快、血压下降、头晕、心慌等，及时报告医生，协助处理。

（2）保持肛门及会阴部清洁。

（3）予以中药熏洗。

2. 疼痛

（1）观察疼痛部位、性质、强度、伴随症状和持续时间。

（2）指导患者采用放松疗法，如缓慢呼吸、全身肌肉放松、听舒缓的音乐。

（3）穴位按摩，取足三里、承山等穴。

（4）耳穴贴压，取肛门、直肠、神门等穴。

（5）予以中药熏洗。

3. 肿物脱出

（1）观察脱出物的大小、颜色，脱出的痔核表面有无糜烂、分泌物、坏死。

（2）予以中药熏洗。

（3）中药外敷，用金黄膏进行外敷。

4. 便秘

（1）观察排便的频次。

（2）予以中药保留灌肠。

（3）穴位按摩，取天枢、胃俞、足三里、中脘、支沟等穴。

（4）艾灸，取气海、三阴交、足三里等穴。

（5）耳穴贴压，取直肠、大肠、脾、胃、皮质下等穴。

（6）刮痧：刮背脊部膀胱经腰骶段，大肠俞刮至出痧；刮督脉腰阳关至长强至潮红或至出痧；刮肚脐两侧天枢、大横穴至出痧。

5. 肛周潮湿瘙痒

（1）指导患者保持局部皮肤清洁干燥，勿抓挠瘙痒部位。

（2）予以中药熏洗。

（3）予以中药外敷。

【辨证施护】

1. 风伤肠络证

（1）病室宜空气流通，出血量多时，宜卧床休息，减少活动。

（2）饮食调护：宜食清热凉血的食品，如绿豆、苦瓜、芹菜、马蹄等。

（3）风伤血络患者，应服清热泻火药，清热泻火之汤剂宜凉服。

（4）观察出血情况，出血量多时应及时报告医生。

2. 湿热下注证

（1）保持大便通畅，忌久蹲、久坐。

（2）宜食清热利湿的食品，如菜花、赤小豆、绿豆、薏苡仁、小米等。

（3）痔核脱出，用消毒纱布涂适量消痔膏轻轻按揉复位，或予以中药熏洗坐浴。

3. 气滞血瘀证

（1）保持大便通畅，注意卧床休息。服药后适当活动，有助气血通畅。

（2）观察脱出物是否嵌顿、肛门坠胀、疼痛情况，疼痛严重应及时报告医生。

（3）宜食理气活血的食品，如山楂、木耳、桃仁、番茄、黑米等。

4. 脾虚气陷证

（1）头昏神疲、少气懒言者，应卧床休息，睡眠充足，注意保暖。

（2）宜食益气养血的食品，如茯苓、山药、薏苡仁、鸡肉等。

（3）观察便血及全身情况，可予以针灸治疗。

【中医特色护理】

1. 食疗药膳

（1）菊花芦根汤：通利湿热。取菊花 50 g，芦根 50 g 加入 1000 mL 的水，煎汤服用。适用于痔疮肿物脱出，肛门灼热疼痛，舌红苔黄等湿热下注证患者。

（2）红枣黄芪汤：补中益气。取红枣 20 枚，黄芪 50 g 加入 1000 mL 的水，煎汤服用。适用于痔疮神疲无力、纳少便溏、舌胖脉细等脾虚气陷证患者。

（3）佛手、柠檬片茶：理气通络、活血化瘀。取佛手、柠檬片各 5 片加入 500 mL 的开水泡茶饮用。适用于痔疮肛内肿物脱出，甚或嵌顿，肛管紧缩，坠胀疼痛明显，舌暗红，舌苔白或黄，脉弦细涩等气滞血瘀证的患者。

2. 运动疗法

（1）提肛运动：促进肌肉收缩，改善局部血液循环，减轻静脉淤血曲张。方法：深吸气时收缩并提肛门，呼气时将肛门缓慢放松，一收一放为 1 次；每日晨起及睡前各做 1 遍，每遍做 20 ～ 30 次。

（2）摩腹：两手搓热，相叠于腹部，在脐的周围，右边上来，左边下去，小圈，中圈，大圈各转摩 20 次。能调节肠蠕动功能，解除术后腹胀便秘。

【健康教育】

1. 生活起居

保持肛门及会阴部清洁，指导患者每日便后及每晚温水清洗。避免肛门局部刺激，便纸宜柔软，不穿紧身裤和粗糙内裤。

2. 自我保健

指导患者养成定时排便的习惯，便秘时指导患者绕脐周顺时针按摩腹部，每日 3 次，每次 20 ～ 30 圈。避免增加腹压，避免用力排便、咳嗽、久站、久蹲等。

3. 饮食调护

进软食，多饮水，多食蔬菜水果及补血之品，忌粗糙、坚硬食品。

二十七、肛痈

因过食肥甘、辛辣、醇酒，或肺、脾、肾亏虚，湿热之邪乘虚下注所致，以肛门周围红肿、疼痛、有波动感，伴恶寒发热为主要临床表现。

【证候分类】

1. 火毒蕴结证 肛门周围突然肿痛，持续加剧，伴有恶寒，发热，便秘，溲赤。肛周红肿，触痛明显，质硬，表面灼热。舌质红，舌苔薄黄，脉数。

2. 热毒炽盛证 肛门疼痛剧烈，持续数日，夜寐不安，伴恶寒发热，口干便秘，小便困难。肛周红肿，按之有波动感或穿刺有脓。舌质红，舌苔黄，脉弦滑。

3. 阴虚毒恋证 肛门肿痛，灼热，表皮色红，溃后难敛，伴有午后潮热，心烦口干，夜间盗汗。舌质红，少苔，脉细数。

【常见症状护理要点】

1. 疼痛

（1）观察疼痛部位、性质、强度、伴随症状和持续时间。

（2）指导患者采用放松疗法，如缓慢呼吸、全身肌肉放松、听舒缓的音乐。

（3）穴位按摩，取足三里、承山等穴。

（4）耳穴贴压，取肛门、直肠、神门等穴。

（5）予以中药熏洗。

2. 便秘

（1）观察排便的频次。

（2）予以中药保留灌肠。

（3）穴位按摩，取天枢、胃俞、足三里、中脘、支沟等穴。

（4）艾灸，取气海、三阴交、足三里等穴。

（5）耳穴贴压，取直肠、大肠、脾、胃、皮质下等穴。

（6）刮痧：刮背脊部膀胱经腰骶段，大肠俞刮至出痧；刮督脉腰阳关至长强至潮红或至出痧；刮肚脐两侧天枢、大横穴至出痧。

3. 肛周潮湿瘙痒

（1）指导患者保持局部皮肤清洁干燥，勿抓挠瘙痒部位。

（2）予以中药熏洗。

（3）予以中药外敷。

【辨证施护】

1. 火毒蕴结证

（1）病室宜通风、凉爽、安静、舒适。

（2）饮食调护：可用马齿苋煎汤代茶，菊花泡饮代茶，有清热解毒之功效。

（3）中药汤剂应饭后偏凉服，服药后宜卧床休息。汗出多时，可用干毛巾擦去汗液以免邪入腠理。

（4）观察肛周局部红、肿、热、痛程度及范围，疼痛加剧伴发热时应卧床休息，并告知医生给予消炎止痛治疗。

2. 热毒炽盛证

（1）病室宜清洁、舒适，空气新鲜。

（2）中药汤剂应饭后偏凉服，服药后宜卧床休息。汗出多时，可用干毛巾擦去汗液以免邪入腠理。

（3）观察肿痛情况，疼痛难忍时可给予外敷金黄散。

（4）对切开引流者观察其伤口引流物的色、质、量及气味。若出现高热不退、疼痛加剧，或破溃后引流不畅，应及时报告医生处理。

3. 阴虚毒恋证

（1）病室保持通风，患者注意休息，避免劳累。

（2）平时可多食水果。口干者，可以芦根煎汤代茶饮，以滋阴生津。

（3）保持肛门周围皮肤的清洁，观察伤口引流物的色、质、量及气味。

（4）夜间盗汗者，注意保暖，避免着凉，汗出多时，可用干毛巾或热毛巾去汗液，避免邪入机体。

【中医特色护理】

1. 食疗药膳

（1）马齿苋汤：清火解毒。取马齿苋 60 g 加入 1000 mL 的水，煎汤服用。适用于肛痈肿痛明显，恶寒发热，便秘溲赤，舌红苔黄。

（2）冬瓜双豆汤：清热解毒。取冬瓜洗净，去皮切块，同蚕豆共同放入砂锅中，加适量的水共煮，熟后食用。

2. 运动疗法

（1）提肛运动：促进肌肉收缩，改善局部血液循环，减轻静脉淤血曲张。方法：深吸气时收缩并提肛门，呼气时将肛门缓慢放松，一收一放为 1 次；每日晨起及睡前各做 1 遍，每遍做 20 ～ 30 次。

（2）摩腹：两手搓热，相叠于腹部，在脐的周围，右边上来，左边下去，小圈、中圈、大圈各转摩 20 次。能调节肠蠕动功能，解除术后腹胀便秘。

【健康教育】

1. 生活起居

培养良好的排便习惯，勿久蹲、久坐、努责。注意肛周皮肤的清洁，勤换内裤，勤沐浴。

2. 饮食调护

饮食宜清淡，进食时要细嚼慢咽，少说话，防止食物呛入气道。不暴饮暴食，忌食辛辣、刺激、油腻之品，戒烟、酒。

3. 自我保健

加强体育锻炼，增强机体抗病能力。患病后应及早治疗，防止炎症扩大。

二十八、肛漏

因肛门、直肠周围脓肿破溃，久不收口，或因虚劳久咳、脾肺两虚、湿热下注大肠所致，以局部反复流出脓水或粪汁，伴疼痛、瘙痒为主要临床表现。病位直肠、肛周，涉及肺、脾。

【证候分类】

1. 湿热下注证 肛周经常流脓液，脓质稠厚，肛门胀痛，局部灼热，肛周有溃口，按之有索状物通向肛内。舌质红，舌苔黄，脉弦或滑。

2. 正虚邪恋证 肛周流脓液，质地稀薄，肛门隐隐作痛，外口皮色暗淡，漏口时溃时愈，肛周有溃口，按之较硬，或有脓液从溃口流出，且多有索状物通向肛内，可伴有神疲乏力。舌淡，舌苔薄，脉濡。

3. 阴液亏虚证 肛周有溃口，颜色暗红，按之有索状物通向肛内，可伴有潮热盗汗，心烦口干。舌质红，少苔，脉细数。

【常见症状护理要点】

1. 疼痛

（1）观察疼痛部位、性质、强度、伴随症状和持续时间。

（2）指导患者采用放松疗法，如缓慢呼吸、全身肌肉放松、听舒缓的音乐。

（3）穴位按摩，取足三里、承山等穴。

（4）耳穴贴压，取肛门、直肠、神门等穴。

（5）予以中药熏洗。

2. 便秘

（1）观察排便的频次。

（2）予以中药保留灌肠。

（3）穴位按摩，取天枢、胃俞、足三里、中脘、支沟等穴。

（4）艾灸，取气海、三阴交、足三里等穴。

（5）耳穴贴压，取直肠、大肠、脾、胃、皮质下等穴。

（6）刮痧：刮背脊部膀胱经腰骶段，大肠俞刮至出痧；刮督脉腰阳关至长强至潮红或至出痧；刮肚脐两侧天枢、大横穴至出痧。

3. 肛周潮湿瘙痒

（1）指导患者保持局部皮肤清洁干燥，勿抓挠瘙痒部位。

（2）予以中药熏洗。

（3）予以中药外敷。

【辨证施护】

1. 湿热下注证

（1）病室宜整洁，空气新鲜，避免潮湿刺激。

（2）饮食调护：宜食西瓜、绿豆、赤小豆等清热利湿之品。

（3）注意休息，不劳累过度，若有发热、局部红肿则应卧床休息。

2. 正虚邪恋证

（1）心情舒畅，消除焦虑，注意休息，保证充足的睡眠。

（2）中药汤剂宜温服，药后观察出汗及体温情况，服药期间忌食冷饮。

（3）观察瘘管外口流出脓液的量、色和气味，以及肛门疼痛情况。

（4）疼痛严重，者予以针刺足三里、三阴交、长强、太冲等穴。

3. 阴液亏虚证

（1）病室内空气新鲜，适度适中。注意休息，不劳累过度。

（2）观察流出脓液的情况，有盗汗者注意保暖，避免着凉。

（3）勤换内裤，保持肛周皮肤清洁。

【中医特色护理】

1. 中医特色技术

（1）中药外敷：清热解毒，消肿止痛。取金黄散、凡士林、麻油调和成金黄膏，敷于局部患处，适用于肛痈、痔疮肿痛明显及补液外渗者。

（2）耳穴贴压：镇静镇痛，调节植物神经功能。尿潴留者，取穴尿道、膀胱，术后1小时（局麻）或术后6小时（腰麻）开始贴穴。每穴按压10～15下，每日3～5次，隔天双耳交替，时间固定，为期3天。疼痛者，取穴肛门、神门，术后30分钟贴耳穴。首次选右耳肛门、神门穴。每穴按压10～15下，每天3～5次。3天后换为左耳，疗程为期6天。

（3）穴位按摩：适用于术后伤口疼痛。取穴合谷、内关、人中、承浆、地仓，每穴按压10～15次，每天3～5次。

2. 食疗药膳

（1）薏苡仁、绿豆粥：清热利湿。取薏苡仁50 g，绿豆50 g，先用水浸泡3～5小时，用砂锅加水煮烂服用。适用于术后伤口肿痛、大便干结、小便短赤、舌苔黄腻者。

（2）黑芝麻粳米粥：养阴生津通便。取黑芝麻25 g，粳米50 g，加水煮粥作食疗。适用于术后大便干结、口干咽燥、舌红少苔者。

（3）全鳖猪大肠：以脏补脏，生肌长肉。取活鳖1个，猪大肠500 g，食盐适量，食肉喝汤，每日1次，10～15天为1疗程，适用于术后伤口愈合缓慢者。

3. 运动疗法

（1）提肛运动：促进肌肉收缩，改善局部血液循环，减轻静脉淤血曲张。方法：深吸气时收缩并提肛门，呼气时将肛门缓慢放松，一收一放为 1 次；每日晨起及睡前各做 1 遍，每遍做 20 ～ 30 次。

（2）摩腹：两手搓热，相叠于腹部，在脐的周围，右边上来，左边下去，小圈、中圈、大圈各转摩 20 次。能调节肠蠕动功能，解除术后腹胀便秘。

【健康教育】

1. 生活起居

按时作息，避免劳累。保持肛门清洁，每晚及便后用温开水坐浴，内裤污染要及时更换。

2. 饮食调护

饮食宜清淡，富含营养，忌辛辣、发物，戒烟酒。

3. 自我保健

积极治疗肛周疾病，防止发生继发肛漏。

二十九、肛裂

因阴津不足或脏腑热结、肠燥便秘、粪便粗硬、排便努责等所致。以肛门周期性疼痛、出血、便秘为主要临床表现。病位在肛门，与大肠关系密切。

【证候分类】

1. 血热肠燥证　大便二三日一行，质干硬，便时滴血或手纸染血，肛门疼痛，腹部胀满，溲黄，裂口色红。舌偏红，舌苔黄燥，脉弦数。

2. 阴虚津亏证　大便干燥，数日一行，便时疼痛点滴下血，口干咽燥，五心烦热，裂口深红。舌质红，少苔或无苔，脉细数。

3. 气滞血瘀证 肛门刺痛，便时、便后尤甚，肛门紧缩，裂口色紫暗。舌紫暗，脉弦或涩。

【常见症状护理要点】

1. 大便干结

（1）餐后 1 ～ 2 小时可顺时针按摩腹部促进肠蠕动。

（2）穴位按摩，取天枢、上巨虚、大肠俞等穴。

（3）耳穴贴压，取大肠、直肠、脾、皮质下、便秘点等穴。

2. 疼痛

（1）观察疼痛部位、性质、强度、伴随症状和持续时间。

（2）指导患者采用放松疗法，如缓慢呼吸、全身肌肉放松、听舒缓的音乐。

（3）穴位按摩，取足三里、承山等穴。

（4）耳穴贴压，取肛门、直肠、神门等穴。

（5）予以中药熏洗。

【辨证施护】

1. 血热肠燥证

（1）病室环境宜凉爽，温湿度适宜，空气新鲜。

（2）饮食调护：多食蔬菜、水果。多食清淡、易消化及富含纤维素食物。可以麻油拌菠菜食疗或以蜂蜜、甘蔗汁冲饮代茶。

（3）疼痛剧烈者需卧床休息，可针刺长强、白环俞穴，或耳针取神门、直肠下段穴镇痛。

（4）保持大便通畅，养成定时排便的良好习惯，多食粗纤维食物可刺激胃肠蠕动，多饮水以润肠通便。

2. 阴虚津亏证

（1）病室宜空气新鲜，湿度适中，温度偏低。

（2）宜多进滋阴增液之品，可用黑芝麻、粳米、白糖煮粥食疗，也可选用中药石斛、麦门冬、枸杞子等有养阴、生津、通便功效的药物泡水代茶饮。

（3）保持大便通畅，大便秘结者可用通便药物。

（4）观察肛门出血情况，如出血量多，应及时报告医生。

3. 气滞血瘀证

（1）养成定时排便的习惯，忌久蹲、久坐、努责，保持肛周皮肤的清洁、干燥。

（2）用理气通络、活血化瘀之品泡茶饮，如佛手、柠檬片。

（3）局部中药煎水熏洗坐浴，以利活血化瘀、消肿止痛。

【中医特色护理】

1. 中医特色技术

（1）耳穴贴压：镇静镇痛、调节植物神经功能。尿潴留者，取穴尿道、膀胱，术后1小时（局麻）或术后6小时（腰麻）开始贴穴。每穴按压10～15下，每日3～5次，隔天双耳交替，时间固定，为期3天。疼痛者，取穴肛门、神门，术后30分钟贴耳穴。首次选右耳肛门、神门穴。每穴按压10～15下，每天3～5次。3天后换为左耳。疗程为期6天。

（2）穴位按摩：适用于术后伤口疼痛。取穴合谷、内关、人中、承浆、地仓，每穴按压10～15次，每天3～5次。

2. 食疗药膳

（1）芹菜炒肉丝：具有清热润肠、助排便之功效。瘦肉50 g，芹菜250 g，盐、油等调味品适量。瘦肉切丝，芹菜洗净，放油爆炒，加入盐，味精等调味即成，适用于肛裂患者术后大便干燥者。

（2）麻油拌菠菜：润肠通便。取小菠菜250 g洗净，放入开水中烫一下后马上取出，拌入10滴左右麻油食用。适用于大便干结、便秘、舌红苔黄者。

3. 运动疗法

（1）提肛运动：促进肌肉收缩，改善局部血液循环，减轻静脉淤血曲张。方法：深吸气时收缩并提肛门，呼气时将肛门缓慢放松，一收一放为1次；每日晨起及睡前各做1遍，每遍做20～30次。

（2）摩腹：两手搓热，相叠于腹部，在脐的周围，右边上来，左边下去，小圈、中圈、大圈各转摩20次。能调节肠蠕动功能，解除术后腹胀便秘。

【健康教育】

1. 生活起居

注意个人卫生，养成每天定时排便的习惯，每日早晨可空腹服淡盐水一杯。

2. 自我保健

指导患者预防便秘的方法，坚持腹肌锻炼，排便时避免蹲坑时间过长。肛裂及时治疗，防止继发贫血和其他肛门疾病。

3. 消除各种诱发因素

如肛门炎症、机械损伤、大便干结或便秘等，便结者应及时调理。

三十、直肠息肉

因先天禀赋不耐所致，以便血或便后滴血、伴黏液和肛门坠胀为主要临床表现，病位在直肠和乙状结肠下端。

【证候分类】

1. 风伤肠络证　便血鲜红，滴血或手纸带血。息肉表面充血明显，脱出或不脱出肛外。舌质红，苔薄白或薄黄，脉浮数。

2. 气滞血瘀证　肿物脱出肛外，不能回纳，疼痛甚，表面紫暗。舌紫，苔薄黄，脉弦涩。

3. 脾气亏虚证　肿物易脱出于肛外，表面增生粗糙或有少量出血，肛门松弛。舌淡，苔薄，脉弱。

【常见症状护理要点】

1. 腹痛

（1）密切观察腹痛的部位、性质、发作时间及诱发因素。

（2）穴位贴敷，取中脘、天枢、胃俞、关元等穴。

（3）耳穴贴压，取大肠、脾、胃、神门、交感、内分泌等穴。

（4）穴位注射，取天枢、三阴交、足三里等穴。

（5）艾灸，取关元、天枢、大肠俞等穴。

（6）穴位按摩，取足三里、大肠俞、天枢等穴。

2. 泄泻

（1）观察大便的频率、次数、颜色、性状等，保持肛门及会阴部的清洁，便后用软纸擦拭，用温水清洗。

（2）艾灸（回旋灸）腹部，取神阙、中脘、天枢、关元、气海等穴。

（3）耳穴贴压，取小肠、大肠、胃、脾等穴。

（4）穴位贴敷，取天枢、神阙、关元等穴。

（5）穴位按摩，取足三里、大肠俞、天枢等穴。

3. 便秘

（1）餐后 1 ～ 2 小时可顺时针按摩腹部促进肠蠕动。

（2）穴位按摩，取天枢、上巨虚、大肠俞等穴。

（3）耳穴贴压，取大肠、直肠、脾、皮质下、便秘点等穴。

【辨证施护】

1. 风伤肠络证

（1）宜食清热之品，如雪梨、苦瓜等，或以生地黄粥进行食疗，但不宜长期食用（因生地黄粥属凉性药粥），食用期间不宜食萝卜、葱等食物。

（2）中药汤剂宜温服。

2. 气滞血瘀证

（1）饮食中可选用柠檬片或佛手水煎代茶饮，或以桃仁、粳米煮粥食疗，以理气通络、活血化瘀。

（2）中药汤剂温服，服药期间适当活动，以助气血流畅。

（3）肛门局部胀痛者，予以鱼腥草煎汤熏洗坐浴。

（4）疼痛甚者，予以针刺关元、气海、天枢、足三里等穴，以缓解疼痛。

3. 脾气亏虚证

（1）多食补中益气之品，或以红枣、黄芪煎汤代茶饮。

（2）肛门肿胀者，予以熏洗坐浴，以清热、收敛、消肿。

（3）息肉脱出疼痛者，予以针刺治疗。

【中医特色护理】

1. 食疗药膳

（1）红枣黄芪汤：补中益气。取红枣 20 枚，黄芪 50 g，加入 1000 mL 的水，煎汤服用。适用于神疲无力、纳少便溏、舌胖脉细等脾虚患者。

（2）佛手、柠檬片茶：理气通络、活血化瘀。取佛手、柠檬片各 5 片，加入 500 mL 的开水泡茶饮用。适用于肛内肿物脱出，坠胀疼痛明显及气滞血瘀患者。

2. 运动疗法

（1）提肛运动：促进肌肉收缩，改善局部血液循环，减轻静脉淤血曲张。方法：深吸气时收缩并提肛门，呼气时将肛门缓慢放松，一收一放为 1 次；每日晨起及睡前各做 1 遍，每遍做 20 ～ 30 次。

（2）摩腹：两手搓热，相叠于腹部，在脐的周围，右边上来，左边下去，小圈、中圈、大圈各转摩 20 次。能调节肠蠕动功能，解除术后腹胀便秘。

【健康教育】

1. 生活起居

减少增加腹压的姿势，如下蹲、屏气。不宜久坐、久立、久行和劳累过度。

2. 饮食调护

指导便秘患者多饮水，可饮蜂蜜水，多吃蔬菜水果，保持大便的通畅。

3. 情志疏导

患者出现情绪烦躁时，使用安神静志法，指导患者闭目静心全身放松，平静呼吸。也可指导患者通过适当运动、欣赏音乐、书法、绘画等移情易性，保持乐观开朗情绪。

第三节　常见穴位定位

尺泽

【定位】在肘横纹上，肱二头肌腱的桡侧缘。

列缺

【定位】桡骨茎突上方，腕横纹上 1.5 寸。

鱼际

【定位】第一掌骨桡侧中点赤白肉际处。

合谷

【定位】手背，第一、二掌骨之间，约平第二掌骨中点处。

阳溪

【定位】拇指向上翘时，当拇短伸肌腱与拇长伸肌腱之间的凹陷中。

曲池

【定位】屈肘，肘横纹外侧端与肱骨外上髁连线中点。

迎香

【定位】鼻翼外缘中点，旁开 0.5 寸，当鼻唇沟中。

四白

【定位】目正视，瞳孔直下，当眶下孔凹陷中。

地仓

【定位】口角旁0.4寸，巨髎穴直下取之。

颊车

【定位】下颌角前上方约一横指处，咬牙时咬肌隆起最高点。

下关

【定位】闭口，在耳屏前一横指，颧弓下缘出现的凹陷处。

乳根

【定位】乳头直下，乳房根部，第5肋间隙，距前正中线4寸。

天枢

【定位】脐旁2寸。

梁丘

【定位】在髂前上棘与髌骨外缘连线上，髌底上缘2寸。

足三里

【定位】犊鼻下3寸，胫骨前缘外旁开一横指处。

丰隆

【定位】外踝尖上8寸，足三里下5寸、外1寸处。

解溪

【定位】在足背与小腿交界处的横纹中央凹陷中，当拇长伸肌腱与趾长伸肌腱间。

隐白

【定位】足大趾末节内侧，距趾甲角0.1寸。

太白

【定位】足内侧缘，当第一跖骨骨小头的后方凹陷处。

公孙

【定位】足内侧缘，第一跖骨基底部的前下方赤白肉际处。

三阴交

【定位】内髁尖上 3 寸，胫骨后缘。

阴陵泉

【定位】胫骨内侧髁下缘凹陷中。

血海

【定位】屈膝，髌骨底内侧端上 2 寸，面对患者用对侧手掌按其膝部，拇指尖所指处。

少海

【定位】屈肘，在肘横纹尺侧纹头与肱骨内上髁连线之中点凹陷处定位。

通里

【定位】当尺侧腕屈肌腱的桡侧缘，腕横纹上 1 寸。

神门

【定位】腕掌侧横纹尺侧端，尺侧腕屈肌腱的桡侧凹陷处。

后溪

【定位】握拳，第五指掌关节后尺侧横纹头赤白肉际处。

小海

【定位】肘内侧，尺骨鹰嘴与肱骨上内髁之间的凹陷处。

肩外俞

【定位】第一胸椎棘突下旁开 3 寸。

听宫

【定位】耳屏前下颌骨髁状突的后缘，张口呈凹陷处。

睛明

【定位】面部，目内眦角稍上方凹陷处。

肺俞

【定位】第三胸椎棘突下，旁开 1.5 寸。

心俞

【定位】第五胸椎棘突下，旁开 1.5 寸。

膈俞

【定位】第七胸椎棘突下，旁开 1.5 寸。

肝俞

【定位】第九胸椎棘突下，旁开 1.5 寸。

胃俞

【定位】第十二胸椎棘突处，旁开 1.5 寸。

肾俞

【定位】第二腰椎棘突下，旁开 1.5 寸。

大肠俞

【定位】第四腰椎棘突下，旁开 1.5 寸。

委中

【定位】腘横纹中央。

秩边

【定位】第四骶椎棘突下，旁开 3 寸。

承山

【定位】在小腿后面正中，当伸直小腿或足跟上提时腓肠肌肌腹下出现三角形凹陷处。

至阴

【定位】足小趾外侧趾甲角旁 0.1 寸。

涌泉

【定位】足底前 1/3，足趾跖屈时呈凹陷。

太溪

【定位】内髁后下方，当跟腱附着部的内侧前方凹陷处。

照海

【定位】内踝下缘凹陷处。

间使

【定位】腕横纹上 3 寸，掌长肌腱与桡侧腕屈肌腱之间。

内关

【定位】腕横纹上 2 寸，掌长肌腱与桡侧腕屈肌腱之间。

劳宫

【定位】第二、三掌骨中间，握拳，中指尖所指处。

中渚

【定位】在手背部，当环指本节（掌指关节）的后方，第四、五掌骨间凹陷处。

阳池

【定位】腕背横纹中，指总伸肌腱尺侧凹陷中。

外关

【定位】腕背横纹上 2 寸，桡骨与尺骨之间。

支沟

【定位】腕背横纹上 3 寸，桡骨与尺骨之间。

翳风

【定位】乳突前下方，耳垂后下缘的凹陷中。

上关

【定位】下关穴直上，当颧弓上缘。

阳白

【定位】目正视瞳孔直上，眉上 1 寸。

风池

【定位】胸锁乳突肌与斜方肌之间的凹陷中。

肩井

【定位】在肩上，前直乳中，当大椎与肩峰端连线的中点上。

环跳

【定位】在股骨大转子高点与骶管裂孔连线的外 1/3 与内 2/3 交点处。

带脉

【定位】第十一肋骨游离端下方垂线与脐水平线的交点上。

风市

【定位】大腿外侧正中，腘横纹水平线上 7 寸处，患者手贴于腿外，中指尖处。

膝阳关

【定位】阳陵泉穴上 3 寸，股骨外上髁上方的凹陷处。

悬钟

【定位】外踝高点上 3 寸，腓骨后缘。

丘墟

【定位】外踝前下方，趾长伸肌腱外侧凹陷处。

足窍阴

【定位】第四趾外侧，趾甲旁 0.1 寸。

足临泣

【定位】在足背外侧，当四、五趾间，趾蹼缘后方赤白肉交际处。

太冲

【定位】足背第一、二跖骨结合部前凹陷处。

期门

【定位】乳头直下，当第四肋间隙。

腰阳关

【定位】第四腰椎棘突下。

命门

【定位】第二腰椎棘突下。

身柱

【定位】第三胸椎棘突下。

大椎

【定位】第七颈椎棘突下。

风府

【定位】后发际正中直上 1 寸。

百会

【定位】后发际正中直上 7 寸。

神庭

【定位】当前发际正中直上 0.5 寸。

印堂

【定位】两眉头连线的中点。

水沟

【定位】在人中沟上 1/3 与中 1/3 交界处。

中极

【定位】脐下 4 寸。

关元

【定位】脐下 3 寸。

气海

【定位】脐下 1.5 寸。

水分

【定位】脐上 1 寸。

中脘

【定位】脐上 4 寸。

巨阙

【定位】脐上 6 寸。

膻中

【定位】前正中线，平第四肋间。

天突

【定位】胸骨上窝正中。

廉泉

【定位】舌骨体上缘的中线。

太阳

【定位】眉梢与目外眦连线中点后 1 寸。

华佗夹脊

【定位】第一胸椎至第五腰椎，各椎棘突下旁开 0.5 寸。

腰眼

【定位】第四腰椎棘突下旁开 3 ～ 4 寸凹陷中。

落枕

【定位】在手背侧，当第二、三掌骨之间，掌指关节后约 0.5 寸处。

四神聪

【定位】百会穴前、后、左、右各 1 寸处，共 4 穴。

定喘

【定位】大椎穴旁开 0.5 寸。

鹤顶

【定位】髌骨上缘正中凹陷处。